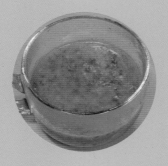

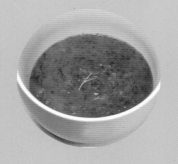

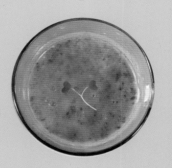

건강을 지켜주는
야채 수프와 약초 죽 ❶

펴낸곳 I 도서출판 지식서관
펴낸이 I 이홍식
글 · 사진 I 손현택
등록번호 I 1990. 11. 21 제96호
주소 I 경기도 고양시 덕양구 고양동 31-38
전화 I 031)969-9311 **팩스** I 031)969-9313
e-mail I jisiksa@hanmail.net

초판 1쇄 발행일 I 2020년 11월 10일

건강을 지켜주는

야채 수프와
약초 죽 ①

글·사진 손현택

평소에 먹는 건강식, 냉장고에 남아 있는 재료로 만들 수 있는 간편식 붐이 불고 있다. 아울러 1인 가구가 늘어나는 요즘 추세에 맞게 여러 가지 반찬을 준비할 필요가 없는 간편식 식사에 대한 관심도 커지고 있는 추세이다.

인간이 만들어 먹는 주방 요리 중에서 가장 긴 역사를 가진 수프 요리는 프랑스에서 레스토랑 사업이 등장함과 동시에 서구에서 정찬 요리를 즐기기 전 습관식으로 먹는 요리로 발전한 요리이다. 레스토랑 요리의 에티켓 요리인 수프 요리가 요즘의 간편식 요리 붐과 건강식 요리 붐에 맞물려 상대적인 빠른 소화, 재료 배합의 용이성으로 인해 가정에서도 즐기는 요리로 탈바꿈하였다.

이 책은 가정식, 건강식, 간편식 붐에 걸맞게 우리나라 토산물로 조리할 수 있는 수프 요리에 대해 정리한다.

수프 요리의 장점은 소화가 빠르다는 점에 있다. 수프 요리는 남녀노소는 물론 병약한 사람들도 빠른 소화력을 보여 준다.

수프 요리의 두 번째 장점은 냉장고에 남아 있는 채소와 육류로 조리할 수 있다는 점이다. 더 고급 재료를 사용하면 한층 고급스러운 요리를 만들 수도 있지만 냉장고에 남아 있는 재료로도 얼마든지 맛있는 수프 요리를 만들 수 있다.

수프 요리의 세 번째 장점은 영양소의 보고(寶庫)라는 점에 있다. 시중에서 구입한 분말형 수프는 대부분 고형 재료가 없는 제품이지만 가정식 수프 요리는 자신이 좋아하는 야채를 듬뿍 넣을 수 있다. 자신의 몸에 필요한 재료만을 듬뿍 넣어서 만든 수프 요리라면 아무래도 영양소의 보고라고 할 수 있다.

수프 요리의 가장 큰 장점은 야채를 싫어하는 사람들에게 풍부한 식이섬유를 제공한다는 점에 있다. 야채 반찬에 관심이 없는 남편과 자녀에게 야채 수프 요리를 제공해 보자. 틀림없이 맛있게 섭취할 뿐 아니라 변비 문제도 해결된다.

2020년 9월
손 현 택

CONTENTS

건강을 지켜주는 야채 수프와 약초 죽

항산화, 항암에 좋은
당근 수프 건강 ★★★★★ 26

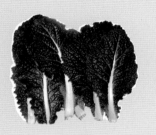

기를 보하고 소염에 좋은
감자 수프 맛 ★★★☆ 32

신체 허약, 변비에 좋은
고구마 수프 맛 ★★★★★ 38

항암, 생선 요리에 좋은
겨자 수프 맛 ★★★★★ 44

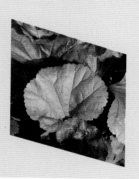

항암에 특히 좋은
브로콜리 수프 건강 ★★★★★ 50

항암, 노화 예방에 좋은
콜리플라워 수프 맛 ★★★ 56

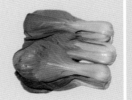

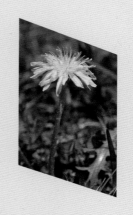

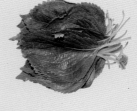

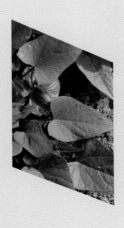
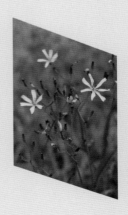

한국 식재료, 한국 산나물 수프 요리

　인간이 국물 요리를 발견한 것은 구석기 시대라고 합니다. 도토리 같은 쓴 맛의 열매를 기근기에 먹으려고 했던 구석기 인들은 이것을 구워 먹기도 했지만 움푹 패인 바윗돌에 물과 함께 끓여서 먹기도 했습니다.

　요리사들은 구석기인들의 이러한 섭생법과 양생 음식을 국물 요리의 시초이자 수프 요리의 기원이라고 합니다.

　수프 요리는 고대 로마, 중세 유럽의 서민들이 먹던 국물 요리가 17세기경 프랑스에서 비로소 수프(Soup)라는 이름의 요리로 자리를 잡습니다.

　수프 요리는 각 문화권에서 독창적으로 발전했는데 예를

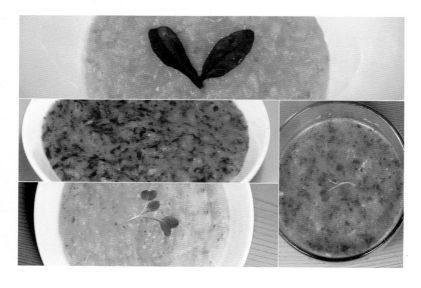

들면 스페인의 '가스파초', 러시아의 '보르시', 이탈리아의
'미네스트로네' 요리 등이 그것입니다.

이들 요리의 공통점은 먹다 남은 야채 따위를 넣어서 손쉽
게 조리하였다는 점, 식재료의 준비 비용이 저렴하다는 점,
조리법이 간단하다는 특징이 있습니다.

수프 요리는 여러 가지 남은 재료를 물과 함께 간단하게 조
리해서 만든 요리이므로 건강한 사람은 물론 병약한 사람들
도 손쉽게 소화할 수 있을 뿐 아니라, 순 한국식 식재료로도
조리할 수 있습니다.

수프 요리의 종류

　수프 요리는 주로 액상 상태의 음식, 일반적으로 따뜻한 요리와 차가운 요리가 있습니다. 수프 요리의 재료는 기본적으로 육류, 야채, 물 또는 육수(일반적으로 닭 육수)를 혼합해 냄비에 끓여서 만들며 일반적으로 국물 형태입니다. 프랑스 요리에서의 수프는 두 가지 그룹으로 분류합니다.

1. 맑은 수프
　국물이 맑은 수프 요리에는 부용(Bouillon), 콩소메

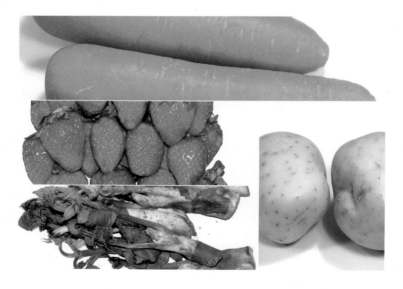

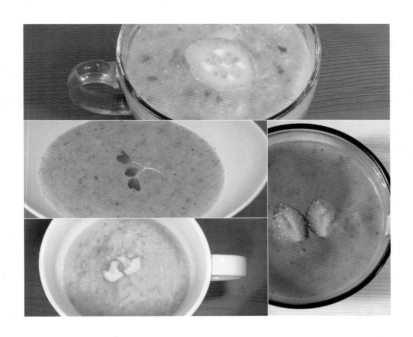

(Consomme)가 있습니다. 부용은 우리나라에서 흔히 보는 육수와 비슷한 요리인데 농축이 강한 것은 육수, 농축이 덜한 것은 부용입니다. 연한 육수 느낌에 풍미를 내기 위해 넣었던 건더기를 그릇에 담아낸 것이 부용입니다.

부용의 한 종류인 콩소메는 건더기 등의 불순물을 제거하고 달걀 흰자로 잡내를 제거한 맑은 국물 형태의 수프입니다. 부용과 콩소메의 건더기 재료는 육류와 갖은 야채를 사용할 수 있습니다. 조리법은 일반적인 육수를 만드는 것과 비슷하지만 맛을 내기 위해 다양한 허브의 향신료를 사용합니다.

2. 걸쭉한 수프

녹말, 곡류, 크림 등으로 농도를 조절한 수프 요리로서 국물이 걸쭉한 종류의 수프입니다. 녹말을 사용한 수프는 퓌레 종류의 수프이고 크림을 사용한 수프는 크림 수프 종류입니다.

국물을 걸쭉하게 만드는 재료로는 녹말, 밀가루, 크림, 계란, 쌀, 렌즈콩, 여러 가지 곡물을 사용할 수 있습니다. 야채로는 당근, 감자, 호박, 샐러리 등을 사용하고 각종 허브 향신료는 물론 입맛에 따라 생강, 마늘을 넣어서 조리합니다.

이 책에서는 주로 걸쭉한 수프인 녹말 수프와 크림 수프를 만드는 방법을 알려 줍니다.

맛있는 한국 자연산 식재료 수프 요리

더 맛있고 영양소가 풍부한 자연식 수프를 조리하는 방법을 찾는 사람들이 많아지는 추세입니다. 사실 수프의 맛이나 영양소는 더도 말고 덜도 말고 메인 재료의 맛과 양에 따라 좌우됩니다.

예를 들어 당귀 수프에 대해 알아 봅니다. 당귀 잎 자체가 맛이 좋은 향미 재료이므로 당귀를 재료로 한 수프 요리는 아무래도 맛이 좋을 수밖에 없습니다. 수프의 맛은 메인 재료의 맛에 좌지우지되므로 재료의 양 또한 중요합니다.

당귀 잎 5g을 넣은 수프 1인분과 당귀 잎 30g을 넣은 수프 1인분은 과연 어느 쪽이 맛있을까요? 당귀 잎 자체가 맛이 있는 재료이므로 넣는 분량이 많은 수프가 더 맛있는 수프로 탄생합니다.

다음은 한국산 식재료로 수프를 만들 때 지켜야 하는 기본 원칙입니다.

1. 원래 재료가 맛이 있는 재료

메인 재료가 맛이 좋은 재료인 경우, 그 재료를 가득 넣을수록 더 수프의 맛이 좋아집니다. 당연하겠지만 메인 재료가 비쌀 경우 수프 재료비도 비싸집니다.

2. 원래부터 맛이 없는 재료

우리나라의 채소나 약초 중에는 맛이 쓰거나 맛이 없는 것들도 있습니다. 이런 식재료는 가득 넣을수록 더 맛없는 수프가 만들어집니다.

따라서 메인 재료가 맛이 없는 재료일 경우, 수프를 조리할 때 다른 종류의 맛있는 재료를 넣어서 맛을 보강할 방법을 찾아야 합니다. 예를 들어 샐러리 잎이면 충분히 맛을 보강할 수 있는 재료에 해당합니다.

나물 연구가 손현택의
한국식 수프 요리의 맛 연구

사과, 귤 종류
시큼한 맛의 재료는 수프 요리와 궁합이 잘 맞지 않습니다.

망고 종류
단맛 재료는 수프 요리와 궁합이 잘 맞지 않습니다.

두릅, 왕고들빼기, 곰취 종류
연하게 쌉싸래한 재료는 수프와 궁합이 잘 어울리고 한국인
의 입맛에도 잘 맞습니다.

더덕, 도라지, 씀바귀, 파인애플 종류
매우 쓴맛 재료와 매우 신맛 재료들은 당근이나 감자로 쓴맛
또는 신맛을 줄일 수 있습니다.

오이, 콩나물, 영양부추 종류
상큼한 맛의 재료는 수프와 궁합이 최적으로 잘 어울립니다.

방풍나물 종류
무던한 맛의 재료는 수프와 궁합이 안 맞거나 보통입니다.

수프 요리 맛의 포인트

샐러리 줄기 1개

수프의 맛과 향미를 부드럽고 생생하게 합니다. 어떤 수프 요리에서건 샐러리 줄기 1개를 다져서 마늘과 양파와 같이 버터로 볶으세요. 수프의 맛이 섬세해집니다.

전분 가루

전분 가루는 옥수수 가루, 감자 가루, 고구마 가루가 있습니다. 가격이 비싸더라도 99% 감자 가루로 된 전분을 권장합니다.

프림 수프

전분 가루는 수프 요리에서 휘핑크림과 함께 프림 수프의 향미를 만들어 줍니다. 만일 프림 수프가 싫다면 전분 가루를 넣지 않아도 됩니다.

넣는 분량은 대중없습니다. 전분 10~20g을 물에 희석한 후 조금씩 넣어가면서 원하는 농도가 나올 때까지 넣어 주세요.

휘핑크림

수프 요리에서 크림 수프 향미를 내게 하는 용도입니다. 넣는 분량은 대중 없습니다.

먼저 반 컵을 준비한 후 조금씩 넣어가면서 원하는 향미가 나오도록 넣어 주되 적게 넣으면 칼로리 면에서 유리하고, 많이 넣으면 향미 면에서 유리합니다.

소금간과 후추

소금 간은 살짝 짠맛이 나지 않도록 간을 맞추어 주세요. 과하게 넣지 마세요. 수프를 섭취할 때 후추를 뿌리면 짠맛이 보강되기 때문입니다.

수프 요리의 기원과 발달

1. 수프 요리의 기원

수프 요리의 기원은 정확하지 않으나 기원전 2만 년 전후로 보입니다. 이 당시의 구석기인은 날것으로 먹을 수 없는 식물 열매 따위를 먹을 때 굽거나 끓여서 먹었습니다.

식물을 끓여 먹을 때는 냄비처럼 움푹 들어간 암석을 사용했는데 이런 암석들이 발견되는 것으로 보아 이것을 수프 요리의 기원으로 보고 있습니다.

2. 수프의 상업적 등장

중세 시대의 수프는 집안에 남아 있는 시든 야채와 먹다 남은 빵 쪼가리(빵가루) 등을 넣어서 만든 국물 요리로 알려지다가 16세기경 프랑스에서 상업적인 제품이 등장합니다.

프랑스의 노점상들은 각종 육류와 야채를 고아서 만든 농축 수프를 휴대 음식 비슷하게 만든 뒤 피로 회복에 좋은 음식으로 홍보하면서 판매했습니다. 이 수프는 휴대가 가능했고 가정에서 농축을 풀어 요리했습니다.

이 후 수프 요리는 18세기 중엽 수프를 전문으로 하는 레스토랑이 프랑스에서 등장하면서 레스토랑에서 흔히 먹는 요리로 알려집니다.

3. 현재의 수프 요리

수프 요리는 섭취 목적이 아닌 식습관의 하나로서 소비됩니다. 특히 레스토랑 요리에서는 에티켓의 하나로 취급되어 메인 요리를 먹기 전 먹는 가장 기본적인 요리입니다.

현재의 수프 요리는 쉽게 소화가 되고 영양소를 완전히 흡수할 수 있다는 점에서 건강식의 하나로 인식되어 가정에서도 즐겨 먹는 음식이 되었습니다.

건강을 지켜주는
야채 수프와
약초 죽

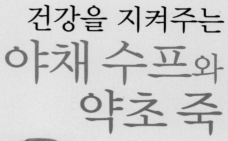

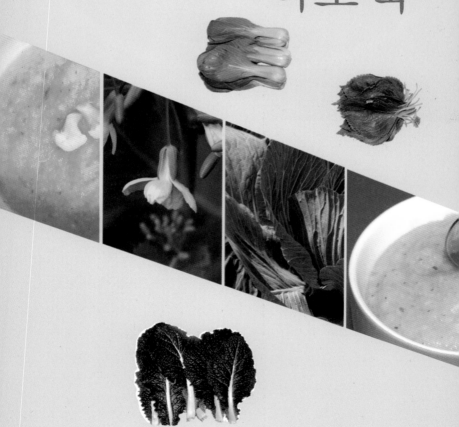

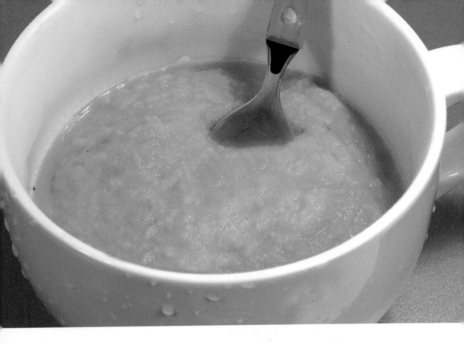

항산화, 항암에 좋은
당근 수프

산형과 한/두해살이풀 *Daucus carota sativus* 1m

　독일~스위스에서 기원전 2,000년 것으로 추정되는 당근의 종자가 발견되었지만 유전 분자 연구 결과 야생 당근의 원산지는 지금의 이란인 페르시아 일대이다. 페르시아 일대에서 자생하던 야생 당근은 기원전 2,000년 이전 지중해와 중부 유럽으로 전파되었다.

　당근이 최초로 기록된 문헌은 로마 군대의 그리스 의사가

AD 65년경 집필한 약초학 책이었는데 이 책에는 3종류의 당근 그림이 그려져 있었다. 이 약초학 책은 그로부터 1,500년 뒤인 16세기 르네쌍스 시대까지 그리스어는 물론 아랍어 등의 여러 언어로 번역되어 수많은 의사들과 점성술사들이 공부하는 중요한 약초 책이 되었다. 당근은 유럽 대륙 대부분에 전래된 것은 10세기경으로 추정되는데 이 때만 해도 당근의 색깔은 주황색이 아닌 붉은색, 보라색, 노란색 등이었다. 중국에서 당근이 출현한 것은 13~14세기경인데 아마도 실크로드를 통해 전래된 것으로 보인다.

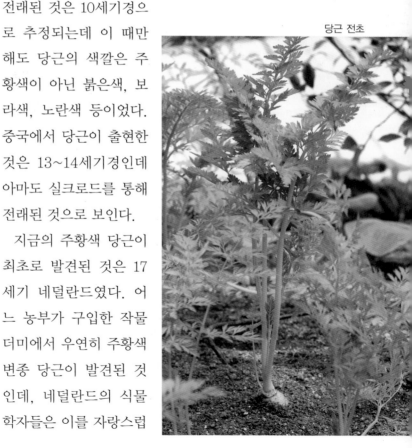

당근 전초

지금의 주황색 당근이 최초로 발견된 것은 17세기 네덜란드였다. 어느 농부가 구입한 작물 더미에서 우연히 주황색 변종 당근이 발견된 것인데, 네덜란드의 식물학자들은 이를 자랑스럽

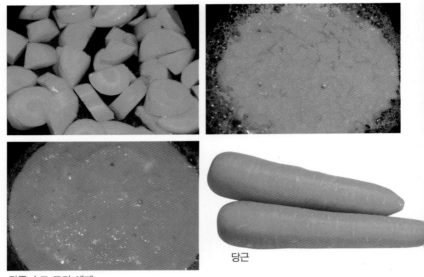

당근 수프 조리 예제

당근

게 여기면서 네덜란드 국기 색깔에 맞게 네덜란드 농부들이 개량했다고도 주장한다.

당근이 우리나라에 전래된 것은 대략 16세기 전후이다.

당근의 효능

당근 100g당 열량은 41kcal, 탄수화물 9.6g, 당분 4.7g, 식이섬유 2.8g, 지방 0.24g, 단백질 0.93g, 비타민 A, B1, B2, B3, B5, B6, B9, C, E, K, 칼슘, 철분, 마그네슘, 망간, 인, 칼륨, 아연, 불소, 수분 88g이다.

당근의 배타카로틴 성분은 항산화, 항암에 효능이 있고 당

당근 수프 재료(3~4인분)	
당근	1개
양파 작은 것 1개	100g
샐러리 줄기	1줄
마늘 2쪽	10g
치킨 육수	2컵
물	1컵
전분	10~20g
버터 또는 올리브유	1큰술
휘핑크림	1/2컵
소금	적량
후추	적량

당근 죽 재료(2인분)	
당근	1/2개
양파 작은 것 1개	100g
샐러리 줄기	1줄
고추	2개
마늘 2쪽	10g
밥 1공기	220g
치킨 육수	2컵
소금	적량
후추	적량
참기름	적량

근의 루테인 성분은 시력 건강에 좋다.

식용 방법

싱싱한 당근은 날것으로 섭취할 수 있다.

당근은 수프, 스튜, 샐러드, 제빵에서 인기 있는 식재료이지만 당근을 별미로 먹는 방법 중에는 튀김이 가장 좋다.

당근의 유효 성분인 베타카로틴 흡수량을 높이려면 당근을 튀기거나 기름에 볶아서 섭취하는 것이 좋은데 튀겨서 섭취하는 것이 당근의 맛을 한층 높여 준다.

당근 수프의 맛

당근 특유의 향미가 있다. 조리된 수프에 후추를 뿌린 뒤 섭취한다.

레시피 포인트

감자를 넣으면 씹는 맛이 뻑뻑해진다. 감자 대신 샐러리를 넣는다. 당근은 요리의 향미를 중화시키고 떨어뜨리는 경향이 높다.

물 대신 육수를 사용하면 맛내기가 된다. 전분을 넣으면 한국식 크림 수프 맛이 되고, 전분을 빼면 서양식 수프 맛이 된다. 휘핑크림 대신 우유를 넣어도 되지만 수프의 향미는 떨어진다.

당근 수프 레시피

맛 ★★★★
효능 ★★★★

 1. 프라이팬에 버터를 녹인 뒤 양파, 마늘, 샐러리를 볶다가 당근을 넣고 타지 않을 정도로만 볶는다. (죽을 조리할 때는 재료를 볶지 않는다.)

 2. 살짝 볶은 것에 육수와 물을 넣고 재료가 완전히 익을 때까지 끓인다.

 3. 앞에서 데친 재료들을 한꺼번에 믹서나 핸드그라인더로 분쇄한다.
(죽을 만들려면 밥 1공기를 준비한다.)

 4. 갈아낸 재료 전부를 냄비에 넣은 뒤 끓인다. 물에 탄 전분과 휘핑크림을 넣되 크림 수프 맛이 싫으면 전분을 생략한다. 소금 간을 살짝 한다.
(죽으로 조리할 때는 전분과 휘핑크림 대신 밥과 참기름을 넣고 끓인다.)

 5. 끓여낸 수프를 그릇에 담아낸 후 파슬리 가루와 후추를 뿌린다.

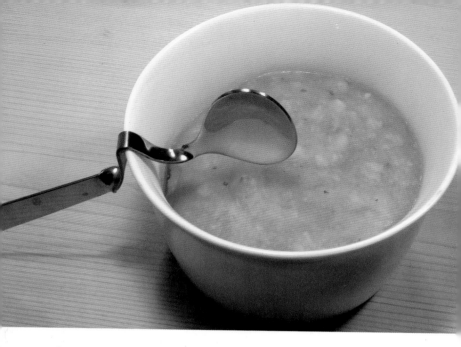

기를 보하고 소염에 좋은
감자 수프

가지과 여러해살이풀 *Solanum tuberosum* 50cm

　페루의 안데스 산맥이 원산인 감자는 16세기에 스페인 사람에 의해 유럽에 전래된 뒤 지금은 전 세계에서 네 번째로 많이 재배하는 식량 자원이 되었다.

　포테이토(Potato)는 스페인어 'Patata'에서 유래된 말로 Patata는 감자와 고구마를 둘 다 호칭하는 말이었지만 훗날 지금처럼 감자와 고구마를 다른 이름으로 부르게 되었다.

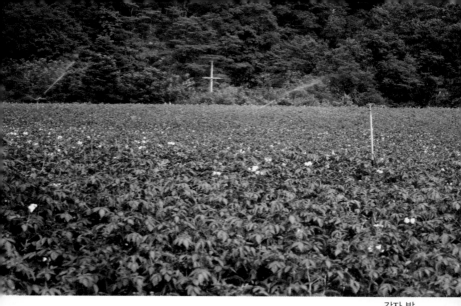

감자 밭

　페루의 유적지를 조사한 결과에 의하면 감자는 기원전 8,000년부터 안데스 산맥의 원주민들이 재배한 것으로 보이는데, 이를 증명하듯이 2,500년 된 감자 유적이 발견되기도 했다.

　유럽에 전래된 감자는 18세기경 유럽의 산업 혁명, 계몽주의, 인구 폭발, 산업화로 식량이 부족했던 유럽인의 식탁 자리를 급속도로 차지하였다. 유럽 곳곳에서 감자 재배 붐이 일어난 것도 이 무렵이었다.

　감자가 중국에 전해진 것은 18세기 말로 추정된다. 우

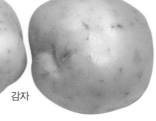

감자

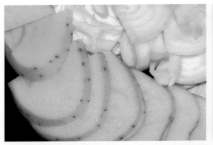
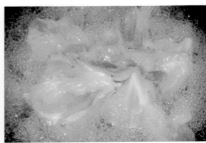
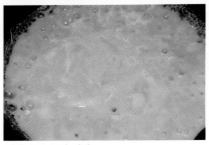

리나라에 전래된 것은 19
세기경 청나라, 그리고
파견된 선교사들에 의해
서였다.

우리나라가 감자를 본
격적으로 재배한 것은

감자 수프 조리 예제

1930년 전후이고 구황 작물이 필요했던 강원도의 화전민을
통해 대량 재배가 시작되었다.

감자의 효능

감자 날것 100g당 열량은 77kcal, 탄수화물 17g, 녹말
15g, 당분 0.8g, 식이섬유 2.1g, 지방 0.1g, 단백질 2g, 비타
민 B1, B2, B3, B5, B6, B9, C, K, 철분, 마그네슘, 망간,
인, 칼륨, 아연, 수분 79g이다.

탄수화물 함유량이 많으므로 식사 대체가 가능하지만 단백
질 함량이 부족하므로 콩과 함께 섭취하는 것이 좋다.

감자 수프 재료(3~4인분)	
감자 1개	200g
양배추 잎 1~3장	50g
양파 작은 것 1개	100g
샐러리 줄기	1줄
생강 1쪽	5g
육수	2컵
버터 또는 카놀라유	1큰술
휘핑크림	1컵
소금	적량
후추	적량
베이컨 100g	옵션
샐러리 줄기 1줄	옵션

감자 죽 재료(2인분)	
감자 1/2개	100g
양배추 잎 1~3장	50g
양파 작은 것 1개	100g
고추	2개
마늘 2쪽	10g
밥 1공기	220g
물	1컵
소금	적량
후추	적량
참기름	적량

감자는 비장과 기를 보하고 소염에 효능이 있고 다이어트 음식으로 좋다.

감자는 비타민 B6과 비타민 C의 함량이 높지만 감자를 구울 경우 감소한다. 감자는 당뇨에 좋지 않으므로 당뇨 환자는 섭취를 피한다.

식용 방법

우리나라에서는 감자 된장국, 감자 볶음, 찐 감자로 먹거나 패스트푸드점의 포테이토칩으로 즐겨 먹는다. 영국의 '피쉬앤칩스'에서 칩스는 감자 프라이드를 말한다. 서양식 식사에서 감자는 으깬 스타일로 섭취하거나 각종 토핑을 올린 구운 감자로 먹는다.

감자는 각종 육류, 생선 요리에서 밥을 대신해 올라간다. 또한 각종 수프, 스튜 요리에 넣어 먹는다.

감자 수프의 맛

감자 수프의 맛은 은은하게 감자 맛이 난다. 재료의 배합을 잘못하면 감자맛이 강해지므로 재료의 배합을 잘 해야 한다. 후추를 뿌린 뒤 섭취한다.

레시피 포인트

감자는 간간한 맛을 중화시키므로 간이 잘 베이도록 물 대신 육수나 버섯육수, 해산물 육수를 사용한다. 준비한 감자의 절반은 분쇄하고 절반은 깍두기 모양으로 썰어서 조리해도 무방하다

감자 수프 레시피

맛 ★★★☆
효능 ★★★

 1. 프라이팬에 버터를 녹인 뒤 양파, 생강(마늘), 다진 샐러리를 볶다가 감자, 양배추를 순서대로 넣으면서 타지 않게 살짝 볶는다. (죽을 조리할 때는 재료를 볶지 않는다.)

 2. 살짝 볶은 것에 육수를 넣고 재료가 완전히 익을 때까지 끓인다.

 3. 앞에서 데친 재료를 한꺼번에 넣고 믹서나 핸드그라인더로 분쇄한다.
(죽을 만들려면 밥 1공기를 별도로 준비한다.)

 4. 갈아낸 재료 전부를 냄비에 넣은 뒤 끓인다. 베이컨(옵션)을 따로 볶은 뒤 잘게 썰어서 넣는다. 휘핑크림을 넣고, 소금으로 살짝 간을 해 준다.
(죽으로 조리할 때는 전분과 휘핑크림 대신 밥과 참기름을 넣고 끓인다.)

 5. 수프가 걸쭉하면 물을 보충하면서 농도를 조절한다. 끓여낸 수프를 그릇에 담아낸 후 파슬리 가루와 후추를 뿌린다.

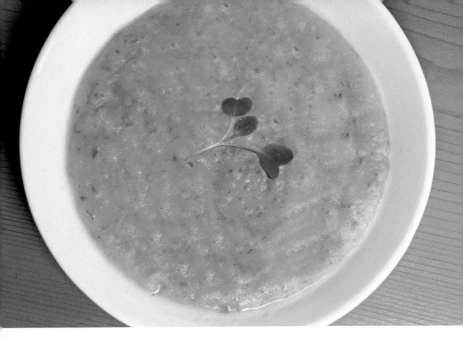

신체 허약, 변비에 좋은
고구마 수프

메꽃과 한해살이풀 *Ipomoea batatas* 0.5~1m

메꽃과의 고구마는 감자와 같이 남미 원산이다.

1492년에 콜럼버스 탐험대가 고구마를 처음 접한 후 스페인 사람들은 'Patata'라는 이름을 붙이면서 훗날 안데스 산맥에서 발견될 감자와 같은 이름을 사용하였다. 훗날 신대륙 탐험가들은 고구마와 감자가 엄연히 다른 종임을 알게 되었지만 초기의 혼란은 계속되어 감자는 영어로 'Potato', 고구

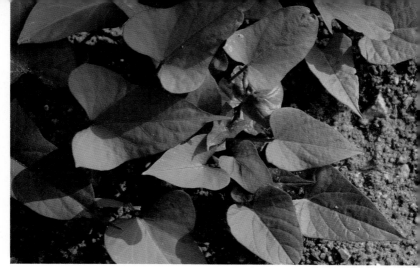

고구마 잎

마는 단맛의 감자라고 하여 'Sweet Potato' 라는 이름이 정착되었다.

현재의 고구마는 'Sweet Potato' 와 'Yam' 이라는 두 가지 이름으로 불리다가 'Yam' 은 '참마' 를 지칭하는 단어로 고정되었다.

고구마의 최초 재배 기록은 정확하지 않지만 대략 5,000년 전에 시작된 것으로 추정된다. 고구마는 폴리네시아 군도에서도 야생 상태로 발견되었는데 이 때문에 혹자는 태평양 바다를 타고 남미의 고구마 종자가 퍼졌다고도 주장한다. 고구마가 아시아에 처음 도입된 것은 스페인의 식민지였던 필리핀이었다.

고구마

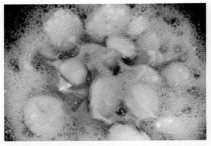

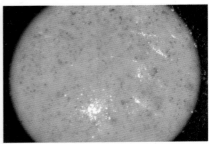

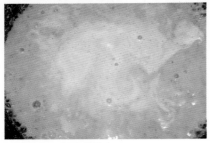

고구마 수프 조리 예제

필리핀의 고구마는 1594년 중국으로 전래되었고, 1600년 초에는 오키나와로, 1764년에는 통신사로 일본을 다녀온 '조엄'이 대마도의 고구마 종자를 가져오면서 우리나라에 전래되었다. 당시 '조엄'은 고구마의 재배와 저장법까지 알아온 뒤 자신의 책《해사일기》에 상세히 기술하였다.

고구마의 효능

생 고구마 100g당 열량은 86kcal, 탄수화물 20g, 전분 12g, 당분 4.2g, 식이섬유 3g, 지방 0.1g, 단백질 1.6g, 비타민 A, B1, B2, B3, B5, B6, B9, C, E, 칼슘, 철분, 마그네슘, 망간, 인, 칼륨, 아연 등인데 비타민 A 함량은 당근에 비슷할 정도로 함량이 높지만 삶을 경우 10%대로 줄어든다.

고구마의 효능은 혈액을 보하고 신체 허약, 무기력, 피로, 변비에 좋다.

식용 방법

고구마는 아프리카의 몇몇 나라에서 주식으로 사용한다. 우리나라에서는 군고구마로 먹거나 맥주 안주로 생고구마를 먹는다. 어린 잎은 나물로 무쳐 먹을 수 있다.

고구마 수프 재료(2~3인분)	
고구마 1개	160g
양파 작은 것 1개	100g
생강 1쪽	5g
물	1~2컵
전분	10~20g
버터 또는 카놀라유	1큰술
휘핑크림	1/2컵
설탕	적량
소금	적량
후추	적량

고구마 죽 재료(2인분)	
고구마 1개	160g
양파 작은 것 1개	100g
고추	2개
마늘 2쪽	10g
밥 1공기	220g
물	1컵
소금	적량
후추	적량
참기름	적량

고구마 수프는 겨울에 먹는 수프로 유명하고, 인도권은 고구마를 카레에 넣어 먹는다. 제과 · 제빵, 아이스트림, 디저트에도 사용한다.

고구마 수프의 맛

고구마 수프의 맛은 부드러운 고구마 질감에 약간 달콤하면서도 맛있다. 조리된 수프에 후추를 뿌리면 상당히 맛있다.

레시피 포인트

중국, 홍콩에서 겨울에 먹는 수프로 유명한 고구마 수프는 고구마와 생강, 설탕만으로도 조리할 수 있다. 전분, 버터(카놀라유), 휘핑크림을 생략해도 되지만 넣을 경우 크림 수프 향미와 고구마 수프 향미가 혼합되어 맛있다. 필요할 경우 양파를 추가한다.

고구마 수프 레시피

맛 ★★★★★
효능 ★★★

 1. 프라이팬에 버터를 녹인 뒤 양파, 생강(마늘), 고구마를 타지 않게 살짝 볶는다. (죽을 조리할 때는 재료를 볶지 않는다.)

 2. 살짝 볶은 것에 물을 넣고 재료가 완전히 익을 때까지 끓인다.

 3. 앞에서 데친 재료를 한꺼번에 넣고 믹서나 핸드그라인더로 30초 이상 분쇄한다. (죽을 만들려면 밥 1공기를 별도로 준비한다.)

 4. 갈아낸 재료 전부를 냄비에 넣은 뒤 끓인다. 물에 탄 전분과 휘핑크림을 넣고, 소금으로 살짝 간을 한다. (죽으로 조리할 때는 전분과 휘핑크림 대신 밥과 참기름을 넣고 끓인다.)

 5. 수프가 걸쭉하면 물을 보충하면서 농도를 조절한다. 끓여낸 수프를 그릇에 담아낸 후 파슬리 가루와 후추를 뿌린다.

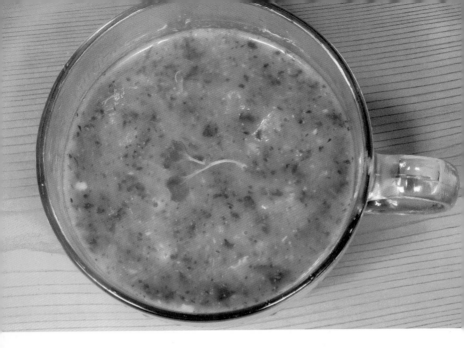

항암, 생선 요리에 좋은
겨자 수프

십자화과 한/두해살이풀 *Brassica juncea* 1~2m

십자화과 식물인 겨자는 노란색 꽃이 피는 초본 식물이다. 이 식물의 잘 익은 종자를 분말로 만든 것이 톡 쏘는 매운 맛의 겨자라는 향신료이다.

국내에서는 녹색 잎의 청겨자, 붉은색 잎의 적겨자, 검정색 잎의 흑겨자 등이 쌈 채소로 인기가 있다. 갓김치로 유명한 갓은 겨자의 일종이다.

겨자의 원산지는 품종에 따라 북아프리카, 유럽, 아시아 등에 분포하고 있고 역사적으로는 5천 년 이전부터 조미료나 향미 채소로 사용되었다. 겨자와 관련된 기록 중 가장 오래 된 기록은 기원전 3,000년경 수메르 문명의 산스크리트어로 남아 있고 인더스 문명에서는 겨자를 재배한 흔적이 있다.

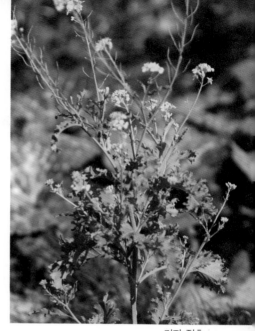

겨자 전초

흑겨자는 1세기 전후 절임으로 사용한 기록이, 흑겨자의 종자를 향신료로 사용한 기록은 13세기 프랑스에 남아 있다.

적겨자, 청겨자

기독교의 성경에 나오는 '겨자 씨 비유와 누룩의 비유' 는 식물학자에 따라 흑겨자 품종으로 추정하기도 한다.

겨자의 원줄기는 높이 1~2m로 자란다.

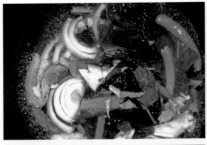

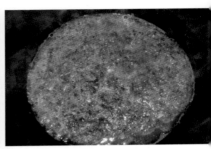

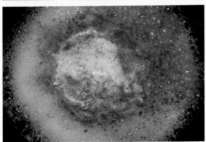

줄기 하단 잎은 깃 모양으로 갈라지고 가장자리에 톱니가 있지만 줄기 상단 잎은 거의 톱니가 없다. 5~6월에 개화하는 노란색 꽃은 꽃자루에서

겨자 수프 조리 예제

원뿔 모양으로 자잘한 꽃들이 모여 달린다. 꽃의 모양은 유채, 갓, 배추 꽃과 비슷하다.

겨자 꽃

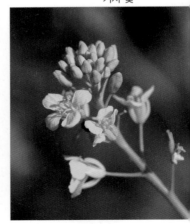

겨자의 효능

겨자 종자 100g당 칼로리는 469kcal, 탄수화물 34g, 당분 6.8g, 식이섬유 14g, 지방 28g, 단백질 25g, 비타민 A, B1, B2, B3, B6, B9, C, E, K, 칼슘, 철, 마그네슘, 인, 칼륨, 아연, 글루코시놀레이트

(Glucosinolates) 등이 함유되어 있다. 주로 비타민 B, 철, 마그네슘, 아연 함량이 높지만 지방 성분이 많이 함유되어 있다. 겨자의 효능으로는 항암, 항염, 항균, 식욕 부진, 지혈,

겨자 수프 재료(2~3인분)	
겨자 잎 15장	100g
양배추 잎 몇 장	100g
양파 작은 것	100g
홍고추	1개
생강 1쪽	5g
물 또는 육수	1~2컵
버터	1큰술
휘핑크림	1/2컵
우유	1/2컵
전분	10~20g
소금	적량
후추	적량
샐러리 줄기 1줄	옵션

겨자 죽 재료(2~3인분)	
겨자 잎 15장	100g
양배추 잎 몇 장	100g
양파 작은 것	100g
밥 1공기	220g
청고추	1개
마늘 2~3쪽	10~15g
볶은 깨	적량
물 또는 육수	1~2컵
소금	적량
후추	적량
참기름	적량

구토, 식중독에 효능이 있다.

식용 방법

겨자의 어린 잎은 채소나 샐러드로, 종자는 향신료로 사용한다. 인도는 겨자를 많이 먹는 나라로서 겨자를 각종 카레 요리에 넣어 먹는다.

우리나라에서는 식중독 예방을 위해 생선 요리에 함께 내오거나 튀김 요리의 머스터드 소스, 샐러드로 먹는다.

패스트푸드점의 머스터드 소스는 겨자를 주재료로 하는 소스이다.

겨자 종자에서는 바이오디젤유를 추출할 수 있다.

겨자 수프의 맛

다소 담백하면서도 겨자 특유의 톡 쏘는 은근한 맛이 있다. 조리된 수프에 후추를 뿌려 먹으면 은근히 맛나다.

레시피 포인트

열량을 줄일 경우 재료를 볶지 않고 데쳐도 상관없지만 수프의 향미는 조금 떨어진다.

수프를 조리할 때 생강을 사용하면 강한 향미의 수프가 만들어진다. 마늘은 향미가 약하지만 섭취할 때 톡 쏘는 맛이 있다.

겨자 수프 레시피

맛 ★★★★☆
효능 ★★★★★

 1. 프라이팬에 버터 1큰술을 넣고 녹인 뒤 생강(마늘), 양파를 볶다가 양배추, 고추를 추가해 볶아 준다.
(겨자 죽을 만들 때는 버터로 재료를 볶지 않는다.)

 2. 살짝 볶은 것에 겨자 잎과 물(육수)을 넣고 재료가 완전히 익을 때까지 끓여 준다.

 3. 앞에서 데친 재료를 한꺼번에 넣고 믹서나 핸드그라인더로 30초 이상 분쇄한다.
(겨자 죽을 조리하려면 밥 1공기를 준비한다.)

 4. 갈아낸 재료 전부를 냄비에 넣은 뒤 끓인다. 물에 탄 전분을 넣으면서 원하는 농도가 되도록 걸쭉하게 만든 뒤 우유·휘핑크림을 넣고, 소금으로 살짝 간을 한다. (겨자 죽을 조리할 때는 전분과 휘핑크림 대신 밥과 참기름을 넣은 뒤 끓인다.)

 5. 수프를 그릇에 담아낸 후 파슬리 가루와 후추를 뿌려 내온다.

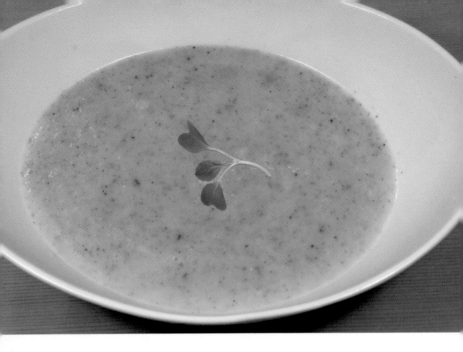

항암에 특히 좋은
브로콜리 수프

십자화과 두해살이풀 *Brassica oleracea italica* 1m

브로콜리는 기원전 6세기경 지중해 연안에 분포한 야생종을 개량한 품종이다. 로마 시대를 거치면서 브로콜리는 이탈리아 사람들이 즐겨 먹는 야채가 되었지만 중세까지만 해도 이탈리아 이외에는 알려지지 않다가 18세기경 영국으로, 20세기 초에는 미국으로 이주한 이탈리아계를 통해 미국에 전래되었다.

브로콜리의 외형은 케일과 비슷하고 원줄기는 높이 1m 내외로 자란다. 이 중에서 우리가 흔히 먹는 브로콜리는 Calabrese broccoli 품종으로, 개화하기 전 원줄기에서 올라온 꽃대의 미성숙 꽃봉오리이다.

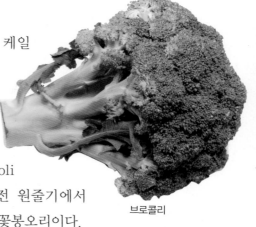
브로콜리

전 세계 브로콜리 산업은 중국과 인도가 전 세계 생산량의 74%를 차지하고 있고 미국, 스페인, 멕시코, 이탈리아가 뒤를 잇고 있다.

참고로 브로콜리의 영양소를 파괴하지 않고 섭취하는 방법은 삶는 방법 대신 전자렌지로 데치거나 튀기는 방법이 있다. 만일 브로콜리를 데치려면 장시간 데치는 것을 피하는 것이 좋다.

브로콜리의 효능

브로콜리 100g당 영양 성분은 칼로리 34kcal, 탄수화물 6.6g, 당분 1.7g, 식이섬유 2.6g, 지방 0.37g, 단백질 2.82g, 비타민 A, B1, B2, B3, B5, B6, B9, C, E, K, 칼슘, 철, 마그네슘, 망간, 인, 칼륨, 아연, 수분 89%이다.

브로콜리에는 항암 성분인 설포라판(Sulforaphane)이 함

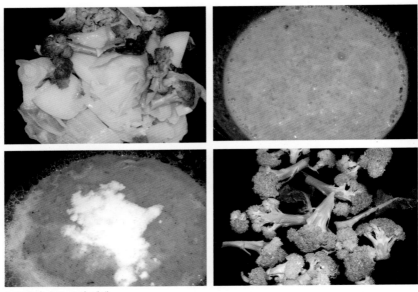

브로콜리 수프 조리 예제

유되어 있는데 이 성분은 브로콜리를 데칠 때 대부분 소실되므로 물에 데칠 경우 5분 이내에 데치거나 전자렌지로 데치는 것이 좋다.

브로콜리는 폐암, 결장암, 유방암, 노화 예방, 변비에 효능이 있고 근골을 튼튼하게 해 준다.

식용 방법

우리나라에서는 브로콜리를 물에 데친 후 식용하는 경우가 많은데 보통은 전자렌지로 데치거나 볶아서 먹는 것이 항암 성분을 유지하는 한 방법이다.

브로콜리를 물에 데칠 경우 5분 이내에는 항암 성분의 약 30%가 소실되고 30분 이상 데칠 경우에는 항암 성분의 약 70%가 소실된다.

브로콜리는 샐러드, 피자, 파스타 소스의 재료로 사용할 수

브로콜리 수프 재료(2~3인분)	
브로콜리 5~6쪽	100g
양배추 잎 몇 장	100g
양파 작은 것 1개	100g
감자 1/2개	100g
생강(마늘) 1쪽	5g
물 또는 육수	1컵
버터 또는 카놀라유	1큰술
휘핑크림	1/2컵
우유	1/2컵
소금	적량
후추	적량

브로콜리 죽 재료(2~3인분)	
브로콜리 5~6쪽	100g
양배추 잎 몇 장	100g
양파 작은 것 1개	100g
청고추	1개
마늘 2~3쪽	10~15g
밥 1공기	220g
물 또는 육수	1컵
소금	적량
후추	적량
참기름	적량

있다.

브로콜리 수프의 맛

브로콜리 수프의 맛은 전반적으로 부드럽고 무난하다. 후추를 뿌린 뒤 섭취하면 맛나다.

레시피 포인트

열량을 줄이기 위해 버터에 볶지 않아도 되지만 수프의 향미는 조금 떨어진다. 브로콜리의 항암 성분을 유지하려면 전자렌지로 데치는 것이 좋다.

감자 대신 전분 10~20g을 물에 희석해서 사용해도 된다. 양배추 대신 샐러리를 사용해도 되지만 본서는 여러 영양 성분이 골고루 들어 있는 수프 조리가 목적이기 때문에 대부분의 수프 요리에 양배추를 조금이라도 넣고 있다.

브로콜리 수프 레시피

맛 ★★★★
효능 ★★★★★

 1. 프라이팬에 버터 1큰술을 넣고 녹인 뒤 생강(마늘)을 볶다가 감자, 양파, 양배추를 넣어 타지 않게 살짝 볶는다. (죽을 조리할 때는 버터로 볶지 않는다.)

 2. 살짝 볶은 것에 육수를 넣고 재료가 완전히 익을 때까지 끓여 준다. 브로콜리는 전자렌지로 데쳐서 준비한다.

 3. 앞에서 익힌 재료와 브로콜리를 한꺼번에 넣고 믹서나 핸드그라인더로 분쇄한다.
(죽을 조리할 경우 밥 1공기를 별도로 준비한다.)

 4. 갈아낸 재료 전부를 냄비에 넣은 뒤 끓인다. 물에 탄 전분을 넣으면서 원하는 농도가 되도록 걸쭉하게 만든 뒤 우유, 휘핑크림을 넣고, 소금으로 살짝 간을 해 준다. (죽을 조리할 때는 전분과 휘핑크림 대신 밥과 참기름을 넣어서 끓인다.)

 5. 수프가 걸쭉하면 물을 보충하면서 농도를 조절한다. 끓여낸 수프를 그릇에 담아낸 후 파슬리가루와 후추를 뿌린다.

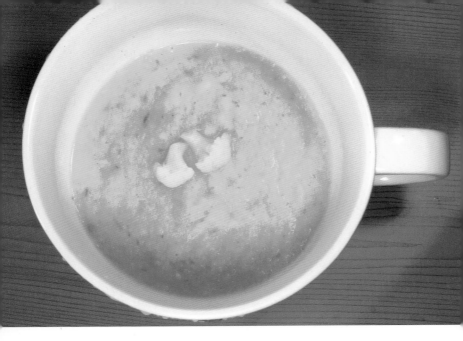

항암, 노화 예방에 좋은
콜리플라워 수프

십자화과 한해살이풀 *Brassica oleracea var. botrytis* 1m

    양배추의 변종으로는 브로콜리와 콜리플라워가 있는데 이 중 콜리플라워는 꽃봉우리가 흰색인 브로콜리의 일종이다.

    콜리플라워 역시 브로콜리와 마찬가지로 큰 잎을 생산하지만 사람들이 먹는 부위는 미성숙된 꽃봉오리 부분이다.

    콜리플라워는 역사적으로 최소한 12세기 이전에 출현한 것으로 보이고, 주로 지중해 연안에서 재배되었다. 1세기경 플

리니(Pliny)가 묘사한 식물 중 Cyma라는 식물이 브로콜리가 아닌 콜리플라워라는 설이 있는데 만약 그것이 사실이라면 콜리플라워는 기원전부터 재배했던 식물이라고 추정할 수 있다.

그러나 콜리플라워를 소비하는 지역은 극히 일부 지역이어서 16세기에만 해도 중서 유럽에서의 콜리플라워는 희귀한 채소였다. 콜리플라워는 19세기에 접어들어서야 영국에 의해 인도로 전래되면서 아시아권에도 알려졌다.

콜리플라워가 이처럼 늦게 보급된 이유는 양배추나 브로콜리에 비해 재배하는 것이 어렵고 가식 부위인 미성숙 꽃의 품질이 불량한 경우가 많기 때문이다.

콜리플라워는 특성상 고온 지역보다는 햇빛이 많은 시원한

콜리플라워

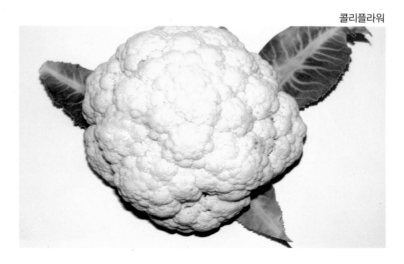

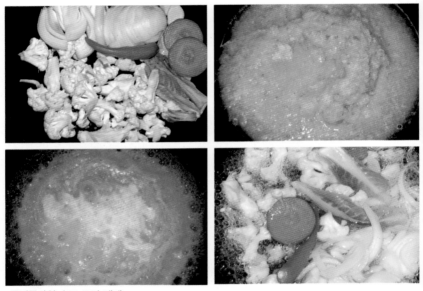

콜리플라워 수프 조리 예제

지역에서 잘 자라기 때문에 그만큼 재배하기 어려운지도 모른다. 이미 몇몇 선진국에서는 고온 지대에서도 잘 자라는 품종을 개발하는 중이다.

콜리플라워의 영양 성분

콜리플라워 100g당 열량은 24kcal, 지방 0.3g, 나트륨 30mg, 칼륨 299mg, 탄수화물 5g, 식이섬유 2g, 단백질 1.9g, 비타민 B1, B2, B3, B5, B6, B9, C, E, K, 칼슘, 철, 마그네슘, 망간, 아연을 함유하고 있다.

콜리플라워는 브로콜리, 양배추, 방울양배추와 마찬가지로 매우 고수준의 항산화 및 항암 성분을 함유하고 있는데 이는 국제적인 암 협회에서도 인증하고 있다.

식용 방법

콜리플라워는 물에 데치는 시간이 길수록 영양 성분이 많

콜리플라워 수프 재료(2~3인분)	
콜리플라워 여러 송이	100g
감자 1/2개	100g
양파 작은 것 1개	100g
당근	2조각
마늘 또는 생강 1쪽	5g
물 또는 육수	1~2컵
버터 또는 카놀라유	2작은술
휘핑크림	1/2컵
소금	적량
후추	적량
샐러리 줄기 1줄	옵션

콜리플라워 죽 재료(2인분)	
콜리플라워 여러 송이	100g
양파 작은 것 1개	100g
청양고추	2개
마늘 2쪽	10g
밥 1공기	220g
물 또는 육수	1컵
소금	적량
후추	적량
참기름	적량

이 파괴되므로 전자렌지로 데치거나 튀김 등으로 섭취하는 것이 좋다.

콜리플라워는 날것으로 먹을 수 있을 뿐 아니라 각종 볶음, 절임 등으로 먹을 수 있고 감자 요리와 버무려 먹을 수 있다. 또한 각종 짭짤한 소스의 재료로 사용할 수 있다.

콜리플라워 수프의 맛

전반적으로 담백하다. 조리된 수프에 후추를 뿌리면 나름 먹을 만하다.

레시피 포인트

콜리플라워는 양배추의 근연종이므로 양배추하고는 궁합이 맞지 않는다. 수프를 만들 때 양배추보다는 감자를 넣을 것을 권장한다.

콜리플라워 수프 레시피

맛 ★★★
효능 ★★★★★

 1. 프라이팬에 버터를 녹인 뒤 생강(마늘)을 볶다가 감자, 양파, 콜리플라워를 넣어 타지 않게 살짝 볶는다.
(죽을 조리할 때는 재료를 볶지 않는다.)

 2. 살짝 볶은 것에 물이나 육수를 넣고 재료가 완전히 익을 때까지 끓인다.

 3. 앞에서 데친 재료를 한꺼번에 넣고 믹서나 핸드그라인더로 30초 이상 분쇄한다. (죽으로 조리하려면 밥 1공기를 별도로 준비한다.)

 4. 갈아낸 재료 전부를 냄비에 넣은 뒤 끓인다. 휘핑크림을 넣고, 소금으로 살짝 간을 해 준다.
(죽으로 조리할 때는 휘핑크림 대신 밥과 참기름을 넣은 뒤 끓인다.)

 5. 수프가 걸쭉하면 물을 보충하면서 농도를 조절한다. 끓여낸 수프를 그릇에 담아낸 후 파슬리 가루와 후추를 뿌린다.

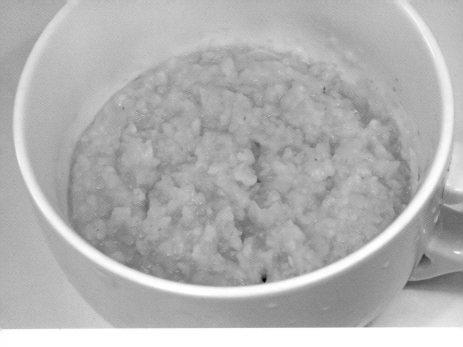

양배추 수프와 양배추 죽

십자화과 두해살이풀 *Brassica oleracea* 1m

브로콜리, 케일, 일반 배추(중국배추)의 유사종인 양배추는
영양소를 풍부하게 함유한 것으로 연구되었다. 오늘날의 양
배추는 지난 수천 년간 개량된 것으로서 그 기원을 알 수 없
지만 영국 해안과 유럽에서 발견된 야생종을 양배추의 조상
으로 보기도 한다. 양배추의 근원은 불분명하지만 그 유사종
인 일반 배추나 케일의 경작은 기원전 1,000년 이전부터 시

작한 것으로 보고 있다.

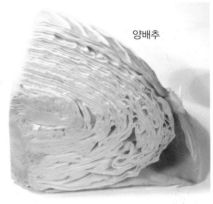
양배추

둥근 머리의 결구 양배추에 대한 기록은 14세기경 영국에서 등장하였고 이로 보아 중세 시대에는 유럽인들이 흔히 먹는 야채였던 것으로 보인다.

양배추는 16세기경 미국으로, 18세기경 호주로 전래되었는데 이 무렵의 양배추는 러시아를 포함한 유럽 전역에서 흔히 먹는 야채였다.

양배추는 결구 모양으로 자라고 두터운 잎을 가지고 있다.

결구 모양으로 자라기 전의 양배추

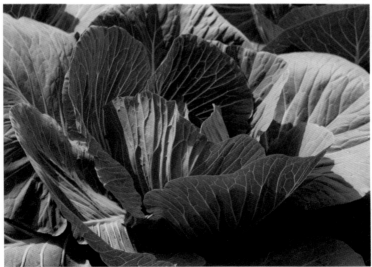

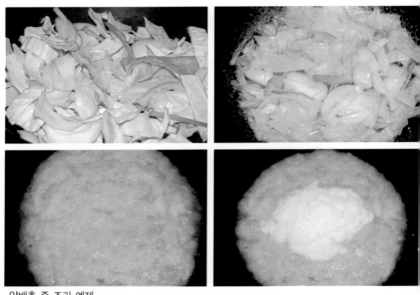

양배추 죽 조리 예제

꽃은 5~6월에 피고 배추 꽃과 비슷하다. 꽃은 2년생 양배추에서 올라간 긴 꽃대 끝에 총상화서로 달린다. 양배추는 고랭지의 경우 봄에 씨앗을 뿌린 뒤 그 해에 수확하지만 보통은 여름~가을에 씨앗을 뿌린 뒤 그 해 겨울부터 이듬해 여름 사이에 수확하는 것이 더 맛있다.

양배추의 효능

양배추 100g당 열량은 24kcal, 지방 0.1g, 칼륨 170mg, 탄수화물 6g, 식이섬유 2.5g, 단백질 1.3g이고 비타민 A, C, 칼슘, 철분, 마그네슘, 글루코시놀레이츠(Glucosinolates)를

양배추 수프 재료(2~3인분)	
양배추 잎 몇 장	100g
양파 작은 것 1개	100g
샐러리 줄기	1개
청고추	1개
생강(마늘) 1쪽	5g
물 또는 육수	1컵
전분	10~20g
버터 또는 카놀라유	1큰술
휘핑크림	1/2컵
소금	적량
후추	적량

양배추 죽 재료(2~3인분)	
양배추 잎 몇 장	100g
양파 작은 것 1개	100g
청고추	1개
마늘 2쪽	10g
밥 1공기	220g
물 또는 육수	1컵
소금	적량
후추	적량
참기름	적량

함유하고 있다.

타임지 선정 3대 장수 식품의 하나로서 위장, 항암, 피부 미용, 다이어트, 노화 예방에 좋다.

식용 방법

싱싱한 것은 샐러드, 주스, 즙으로 섭취한다. 각종 국물 요리에 야채로 넣을 수 있는데 특히 러시아에서 이와 같은 방식으로 많이 섭취한다. 또한 스튜, 피클, 볶음 요리, 양배추 김치로 섭취하거나 카레에 넣을 수 있다.

양배추 수프의 맛

양배추의 독특한 향과 매운 맛은 글루코시놀레이츠(Glucosinolates)라는 유황 화합물 때문인데 이 성분은 십자화과 식물인 겨자, 냉이, 배추, 순무, 무 등에 일반적으로 함유되어 있고 특히 겨자에 많이 함유되어 있다.

양배추 수프의 맛은 담백하지만 후추를 뿌린 뒤 섭취하면 더욱 맛있다.

레시피 포인트

열량을 줄이기 위해 버터에 볶지 않아도 되지만 수프의 향미는 조금 떨어진다. 다이어트용의 묵직하지 않은 맛으로 조리하기 위해 전분 10~20g을 물에 희석해서 사용했지만 전분 대신 감자를 사용해도 무방하다.

양배추 수프 레시피

맛 ★★★★
효능 ★★★★★

 1. 프라이팬에서 버터를 녹인 뒤 생강(마늘), 양파, 다진 샐러리, 고추, 양배추를 순서대로 넣고 볶되 갈색이 되지 않도록 살짝 볶는다. (죽으로 조리할 때는 버터로 볶지 않는다.)

 2. 냄비에 볶은 재료들과 물 1컵을 넣고 재료가 완전히 익을 때까지 끓인다.

 3. 앞의 재료와 국물을 한꺼번에 믹서나 핸드그라인더로 30초 이상 분쇄한다.
(죽으로 조리하려면 밥 1공기를 같이 분쇄한다.)

 4. 갈아낸 재료들을 냄비에 넣고 끓인다. 전분과 휘핑크림을 넣으면서 수프의 농도를 원하는 농도로 만든 뒤 소금으로 살짝 간을 한다. 걸쭉할 경우 물을 보충한다. (죽으로 조리하려면 전분과 휘핑크림 대신 밥, 소금, 참기름을 넣고 조리한다.)

 5. 끓여낸 수프를 그릇에 담아낸 뒤 파슬리 가루와 후추를 뿌린다.

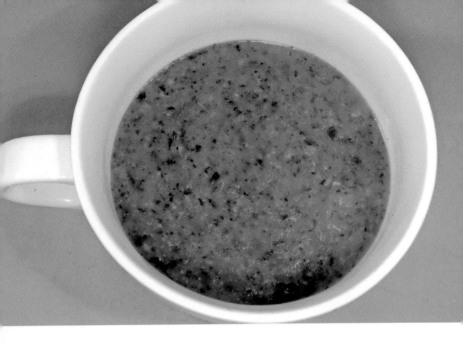

항암, 노화 예방에 좋은
케일 수프

십자화과. 한해/두해살이풀 *Brassica oleracea* 30~45cm

케일은 양배추와 가장 가까운 식물이지만 양배추처럼 결구를 이루지 않는 잎 배추의 하나이다. 흔히들 양배추보다는 야생종에 더 가까운 품종으로 취급한다.

케일의 역사에 대해서는 명확하지 않지만 이미 기원전 식용했던 양배추처럼 오랜 역사가 있었을 것으로 추정되며 최소한 중세 유럽에서의 케일은 유럽인들이 가장 많이 먹는 녹

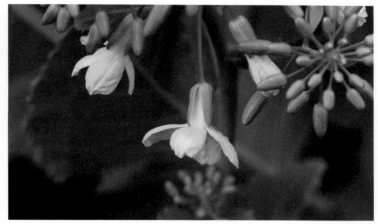

케일 꽃

색 야채였다.

식물학자들에게 케일의 조상을 물어 보면 대게 Sabellian kale이라고 추정하는데 지금의 케일은 Sabellian kale과 모양이 다른 수많은 품종이 있다.

그리스 로마 지역에서부터 추운 유럽까지 광대한 지역에서 식용했던 케일은 16세기경 신대륙으로 전래되었다.

케일은 품종에 따라 잎이 맨들맨들한 일반 잎, 곱슬 잎, 울퉁불퉁한 잎 품종이 있다.

원줄기는 품종에 따라 다르지만 높이 1.5m로 자라고 꽃은 유채 꽃과 비슷한 노란색 꽃이 핀다. 케일은 유럽의 서리에서도 잘 자랐기 때문에 겨울 기근 때와 전쟁 시의 굶주림을 막는 야채로 인기가 있었다.

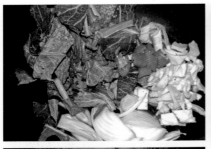
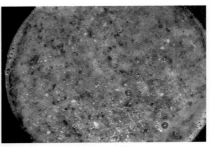

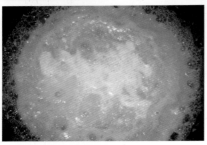
케일 수프 조리 예제

케일의 효능

케일 100g당 영양 성분은 칼로리 49kcal, 탄수화물 8.8g, 당분 2.3g 식이섬유 3.6g, 지방 0.9g, 단백질 4.3g, 비타민 A, B1, B2, B3, B5, B6, B9, C, E, K를 함유하고 있는데 특히 비타민 A, C, K 함량이 매우 높다.

그 외에 칼슘, 철, 마그네슘, 망간, 인, 칼륨 등을 함유하고 있다. 이들의 성분은 항암, 고혈압, 노화 예방에 좋다.

식용 방법

꽃이 피기 전 어린 잎을 수확해 쌈 채소로 식용한다. 감자 칩처럼 케일 칩 튀김을 만들 수 있다.

각종 수프, 스튜, 샐러드, 유럽식 죽 요리에 넣거나 볶음 요리의 야채로 넣을 수 있는데 특히 유럽의 수프, 스튜, 죽 요리에서는 흔히 사용하는 재료이다.

케일을 먹지 않는 한국과 일본에서는 케일 즙을 만들어 먹는다.

케일 수프 재료(2~3인분)	
케일 잎 몇 장	100g
감자 1/2개	100g
양파 작은 것 1/2개	50g
양배추 잎 1~2장	50g
홍고추	1개
생강(마늘) 1쪽	5g
물 또는 육수	1컵
버터 또는 카놀라유	1큰술
휘핑크림	1/2~1컵
소금	적량
후추	적량
샐러리 줄기 1줄	옵션

케일 죽 재료(2~3인분)	
케일 잎 몇 장	100g
양파 작은 것 1개	100g
청고추	1개
마늘 2쪽	10g
밥 1공기	220g
물 또는 육수	1컵
소금	적량
후추	적량
참기름	적량

케일 수프의 맛

케일 수프의 맛은 담백하고 단아하다. 양배추 수프에 비해서는 조금 가벼운 맛이다. 후추를 뿌린 뒤 섭취하면 먹을 만하다.

레시피 포인트

열량을 줄이기 위해 버터에 볶지 않아도 되지만 수프의 향미는 조금 떨어진다. 다이어트용의 라이트한 맛의 수프를 조리하려면 감자 대신 전분 10~20g을 물에 희석해서 사용한다.

케일 수프 레시피

맛 ★★★☆
효능 ★★★★

 1. 프라이팬에서 버터를 녹인 뒤 생강(마늘), 감자 (당근), 양파, 고추, 양배추, 케일 잎을 순서대로 넣고 볶되 갈색이 되지 않도록 살짝 볶는다. (죽 으로 조리할 때는 버터로 볶지 않는다.)

 2. 냄비에 볶은 재료들과 물 1컵을 넣고 재료가 완 전히 익을 때까지 끓인다.

 3. 앞의 재료와 국물을 한꺼번에 믹서나 핸드그라 인더로 1분 이상 분쇄한다. (죽으로 조리하려면 밥 1공기를 준비한다.)

 4. 갈아낸 재료들을 냄비에 넣고 끓인다. 휘핑크 림을 넣으면서 수프의 농도를 원하는 농도로 만든 뒤 소금으로 살짝 간을 한다. 걸쭉할 경우 물을 보충한다. (죽으로 조리하려면 휘핑크림 대신 밥, 소금, 참기름을 넣고 조리한다.)

 5. 끓여낸 수프를 그릇에 담아낸 뒤 파슬리 가루 와 후추를 뿌린다.

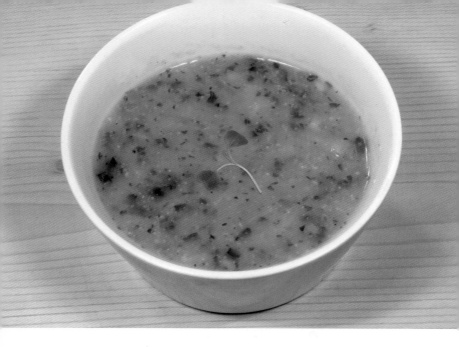

항암, 노화 예방에 좋은
로즈 잎(꽃케일) 수프

십자화과 한해/두해살이풀 *Brassica oleracea* 30~45cm

    서유럽 해안가에 분포하는 로즈(꽃케일)는 양배추와 유사한 형태와 케일과 유사한 형태의 두 품종으로 나누어지고 수많은 개량종이 있다. 이 중 양배추와 유사한 품종은 정원에 심는 관상 식물이고, 케일과 유사한 품종은 식용 목적으로 재배하는 품종이다.

    관상용 로즈(양배추 그룹)는 일반적으로 잎이 평평하며 잎

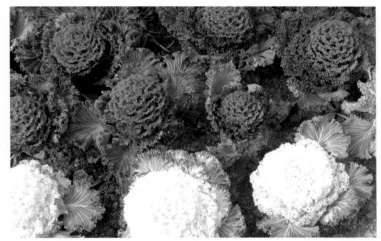

꽃케일

색깔은 흰색, 크림색, 분홍색, 자주색 등이 있고 잎의 표면은 맨들맨들하거나 쪼글쪼글한 품종이 있다.

　식용용 로즈(케일 그룹)는 흔히 꽃케일이라고 불리며 잎의 색상은 흰색이거나 붉은색 등이고 잎의 표면은 쪼글쪼글하다.

적로즈 잎과 백로즈 잎

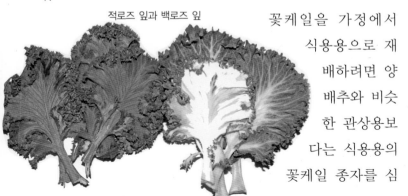

꽃케일을 가정에서 식용용으로 재배하려면 양배추와 비슷한 관상용보다는 식용용의 꽃케일 종자를 심

는 것이 좋다.

꽃이 피기 전 수확한 어린 잎은 샐러드 음식에서 색깔을 내는 용도나 쌈 채소로 식용한다.

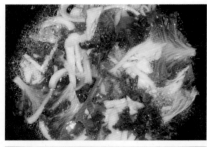
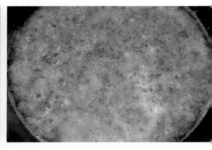
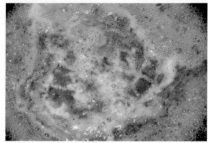

로즈 잎 수프 조리 예제

꽃케일의 효능

꽃케일은 별도로 연구한 영양 성분이 알려지지 않았지만 양배추, 브로콜리, 케일, 순무에 준한 효능이 있을 것으로 추정된다.

양배추나 케일은 비타민 C를 포함한 필수 영양소가 풍부하기 때문에 꽃케일 역시 항암 및 노화 예방에 효능이 있을 것으로 추정된다.

식용 방법

꽃이 피기 전 어린 잎을 수확해 쌈 채소로 식용한다.

각종 수프, 스튜 요리에 넣어 먹거나 볶음 요리의 야채로 넣을 수 있다.

또한 샐러드나 회 요리의 색깔을 내는 재료로도 사용할 수 있다.

로즈 잎 수프 재료(2~3인분)	
로즈 잎 몇 장	100g
감자 1/2개	100g
양파 작은 것 1/2개	50g
샐러리 줄기	1개
생강(마늘) 1쪽	5g
물 또는 육수	1컵
버터 또는 카놀라유	2작은술
휘핑크림	1/2~1컵
소금	적량
후추	적량
샐러리 줄기 1줄	옵션

로즈 잎 죽 재료(2~3인분)	
로즈 잎 몇 장	100g
양파 작은 것 1개	100g
마늘 2쪽	10g
밥 1공기	220g
물 또는 육수	1컵
소금	적량
후추	적량
참기름	적량

꽃케일은 날것으로 섭취하면 밍밍한 맛이기 때문에 여러 가지 향신료를 가미하는 것이 좋다.

로즈 잎 수프의 맛

로즈 잎 수프의 맛은 담백하고 깨끗하다. 양배추 수프에 비해서는 맛이 조금 가벼운 편이다. 후추를 뿌린 뒤 섭취하면 맛있다.

레시피 포인트

열량을 줄이기 위해 버터에 볶지 않아도 되지만 수프의 향미는 조금 떨어진다. 다이어트용의 라이트한 맛의 수프를 조리하려면 감자 대신 전분 10~20g을 물에 희석해서 사용한다.

로즈 수프 레시피

맛 ★★★☆
효능 ★★★☆
---

 1. 프라이팬에서 버터를 녹인 뒤 생강(마늘), 다진 샐러리, 양파, 감자(당근), 로즈 잎 순서로 볶되 갈색이 되지 않도록 살짝 볶는다. (죽으로 조리할 때는 버터로 볶지 않는다.)

 2. 냄비에 볶은 재료들과 물 1컵을 넣고 재료가 완전히 익을 때까지 끓인다.

 3. 앞의 재료와 국물을 한꺼번에 믹서나 핸드그라인더로 30초 이상 분쇄한다. (죽으로 조리하려면 밥 1공기를 준비한다.)

 4. 갈아낸 재료들을 냄비에 넣고 끓인다. 휘핑크림을 넣으면서 수프의 농도를 원하는 농도로 만든 뒤 소금으로 살짝 간을 한다. 걸쭉할 경우 물을 보충한다. (죽으로 조리하려면 휘핑크림 대신 밥, 소금, 참기름을 넣고 조리한다.)

 5. 끓여낸 수프를 그릇에 담아낸 뒤 파슬리 가루와 후추를 뿌린다.

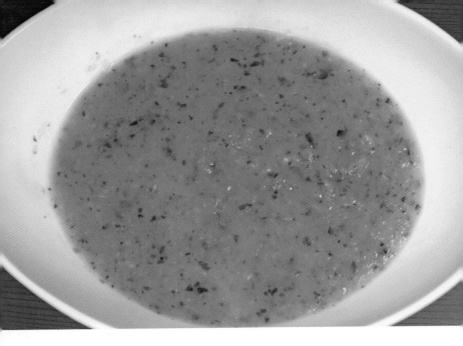

근육 경련, 각종 염증에 좋은
샐러리 수프

산형과 한/두해살이풀 *Apium graveolens* 1m

산형과 식물인 샐러리는 고대 시대부터 식용 채소로 재배한 것으로 보이는 습지 식물이다. 지중해, 알프스 고지대, 동아시아, 북미 등지에서 샐러리와 샐러리의 유사종이 자생하는데 이를 최초로 재배한 것은 고대 지중해 지역으로 추정된다.

샐러리의 원줄기는 높이 1m 내외로 자라고 2회우상복엽의 잎은 길이 3~6cm이다. 꽃은 지름 2~3mm의 자잘한 흰색 꽃이 모여달린다.

샐러리의 이름은 1664년에 'Celery'란 영문 단어가 사용되었는데 이는 프랑스어 'celeri'에서 유래되었고 프랑스어 단어는 이탈리아어 'seleri'에서 유래되었다.

샐러리의 어원은 고대 그리스어 'se-ri-no'인 것으로 추정되므로 고대 그리스 시대부터 이 식물이 인간과 밀접했던 것으로 추정된다.

샐러리의 효능

샐러리 100g당 영양 성분은 칼로리 16kcal, 지방 0.2g, 나트륨 80mg, 칼륨 260mg, 탄수화물 3g, 식이섬유 1.6g, 단백질 0.7g, 비타민 A, B6, C, K, 칼슘, 철분이다.

고대 민간에서는 샐러리를 관절염과 염증약으로 사용했는데 최근 연구에 의하면 근육 경련을 해소하는 효능이 있음이 발견되었다. 일반적으로 다이어트 음식과 해독 주스로 즐겨 먹는다.

샐러리

식용 방법

샐러리는 전 세계에

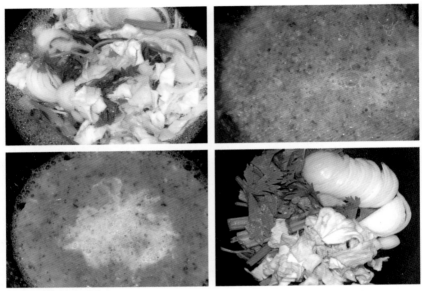

샐러리 수프 조리 예제

서 야채로 즐겨 먹는데, 북미에서는 주로 잎자루를 먹을 수 있는 샐러리를 사용하고 유럽에서는 뿌리 채소로 즐겨 먹는 품종을 주로 재배한다.

날것으로 식용하기보다는 수프, 스튜의 향미를 내기 위한 향미 채소로 즐겨 섭취한다.

특히 치킨 누들 수프, 각종 생선 요리, 구운 요리에서 샐러리를 사용하고 국내에서는 해독 주스로 즐겨 먹는다.

샐러리의 씨앗은 향신료로 사용한다.

샐러리 수프 맛

살짝 쌉싸름하며 살짝 맵고 살짝 톡 쏘는 맛이 있어 수프의 맛이 상당히 좋은 편이다.

재료를 준비할 때 샐러리의 양을 조금 더 준비해도 상관없다.

레시피 포인트

샐러리 잎은 믹서에서 곱게 갈리지 않으므로 믹서로 오랫 동안 갈아서 준비한다.

샐러리 수프 재료(2~3인분)	
샐러리	100g
양배추 잎 3~5장	100g
양파 작은 것 1개	100g
생강 1쪽	5g
전분	10~20g
물	1~2컵
버터 또는 카놀라유	2작은술
휘핑크림	1/2컵
소금	적량
후추	적량

샐러리 죽 재료(2~3인분)	
샐러리	100g
양배추 잎 3~5장	100g
양파 작은 것 1개	100g
청양고추	1~2개
마늘 2~3쪽	10~15g
밥 1공기	220g
물	1컵
소금	적량
후추	적량
참기름	적량

샐러리 수프 레시피

맛 ★★★★★
효능 ★★★

 1. 프라이팬에 버터를 녹인 뒤 생강(마늘)을 볶다가 양파, 양배추, 고추, 샐러리를 넣어 타지 않게 살짝 볶는다. (죽을 조리할 때는 버터로 재료를 볶지 않는다.)

 2. 살짝 볶은 것을 냄비에 물과 함께 넣고 완전히 익을 때까지 끓여 준다.

 3. 앞에서 데친 재료를 한꺼번에 넣고 믹서나 핸드그라인더로 1분 이상 분쇄한다.(죽으로 조리할 경우 밥 1공기를 별도로 준비한다.)

 4. 갈아낸 재료 전부를 냄비에 넣은 뒤 끓인다. 물에 탄 전분과 휘핑크림을 넣으면서 원하는 농도가 되도록 걸쭉하게 만든 뒤 소금으로 살짝 간을 해 준다. (죽으로 조리할 때는 전분과 휘핑크림 대신 밥과 참기름을 넣은 뒤 끓인다.)

 5. 수프가 걸쭉하면 물을 보충하면서 농도를 조절한다. 끓여낸 수프를 그릇에 담아낸 후 파슬리 가루와 후추를 뿌린다.

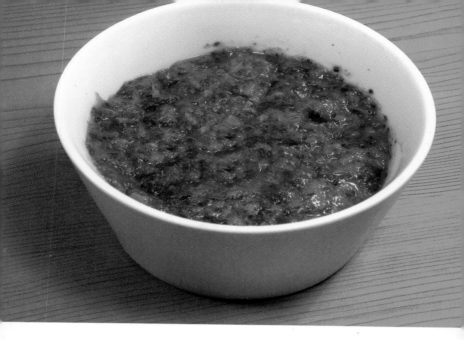

기침, 인후염에 좋은
방풍나물(갯기름나물) 수프

산형과 여러해살이풀 *Peucedanum japonicum* 0.5~1m

우리나라와 중국, 일본, 대만, 필리핀에 자생한다. 자생지는 주로 해안가와 가까운 지역이다.

원줄기는 높이 1m 내외로 자라고 털이 없다. 잎은 어긋나기하며 2~3회 우상복엽이고 긴 잎자루가 있다. 작은 잎은 거꿀달걀 모양이고 길이 3~6cm 내외, 잎은 보통 3개로 갈라지고 가장자리에 불규칙한 톱니가 있다.

6~8월에 피는 꽃은 흰색이고 겹우산모양 화서로 줄기 끝이나 가지 끝에서 자잘한 꽃들이 모여 달린다.

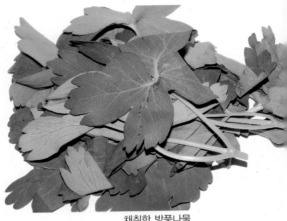

채취한 방풍나물

방풍나물의 정명은 '갯기름나물'이고 한 자로는 빈해전호(濱海前胡)라고 부른다. 우리나라는 봄나물로 섭취하는 경우가 많고 일본은 나물과 약용으로 소비한다.

방풍나물의 효능

민간에서는 더러 '방풍'이라는 약제로 오인하는데 정확히 는 '빈해전호'라는 약재에 준해 약용한다.

인후염, 해수, 감기, 이뇨, 항염, 각종 통증에 효능이 있다.

방풍나물 꽃

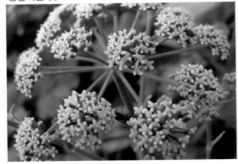

일본에서는 장수 및 항암 식품으로 알려져 있지만 과학 적으로 증명되지는 않았다.

일본의 민간에서 는 방풍나물과 뿌리

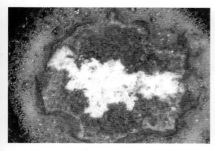
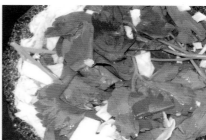

를 인후염 약으로 사용
한 기록이 많다.

중국에서는 방풍나물
과 뿌리를 이뇨, 진정,
강장제로 사용한다.

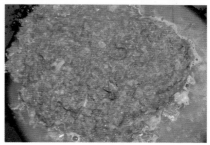

방풍나물 수프 조리 예제

식용 방법

방풍나물은 날것의 식용이 불가능하기 때문에 보통은 간장
무침이나 된장 무침으로 식용한다.

방풍나물 수프의 맛

수프를 만들 때 방풍나물을 많이 넣으면 풀 냄새가 심하므
로 적게 넣는 것이 좋다.

수프의 맛은 특별한 향미는 없고 단조로운 맛이다. 후추를
뿌린 뒤 섭취한다. 샐러리 줄기 2개를 다져서 넣으면 향미가
많이 보강된다.

방풍나물 수프 재료(2~3인분)	
방풍나물	50g
양배추 잎 1~3장	50g
양파 작은 것 1개	100g
감자 1/2개	100g
생강 1쪽	5g
물 또는 육수	1컵
버터 또는 카놀라유	2작은술
휘핑크림	1/2컵
소금	적량
후추	적량
샐러리 줄기 2줄	옵션

방풍나물 죽 재료(2~3인분)	
방풍나물	50g
양배추 잎 1~3장	50g
양파 작은 것 1개	100g
청양고추	1개
마늘 2쪽	10g
밥 1공기	220g
물	1컵
소금	적량
후추	적량
참기름	적량

레시피 포인트

전분 대신 감자를 넣어 방풍나물의 풀 냄새를 제거하는 것
이 좋다. 방풍나물 역시 섬유질이 질기므로 믹서로 분쇄할 때
1분 이상 분쇄해 준다.

방풍나물 수프 레시피

맛 ★★★
효능 ★★★
---

 1. 프라이팬에 버터를 녹인 뒤 생강(마늘)을 볶다가 감자, 양파, 양배추, 방풍나물 순서대로 넣으면서 타지 않게 살짝 볶는다. (죽을 만들 때는 재료를 볶지 않는다.)

 2. 살짝 볶은 것에 물이나 육수를 넣고 재료가 완전히 익을 때까지 끓인다.

 3. 앞에서 데친 재료를 한꺼번에 넣고 믹서나 핸드그라인더로 1분 이상 분쇄한다.
(죽으로 조리할 때는 밥 1공기를 준비한다.)

 4. 분쇄한 재료 전부를 냄비에 넣은 뒤 끓여 준다. 휘핑크림을 넣어 원하는 농도로 만든 뒤, 소금으로 살짝 간을 한다. (죽으로 조리할 때는 휘핑크림 대신 밥과 참기름을 넣은 뒤 끓인다.)

 5. 수프가 걸쭉하면 물을 보충하면서 농도를 조절한다. 끓여낸 수프를 그릇에 담아낸 후 파슬리 가루와 후추를 뿌린다.

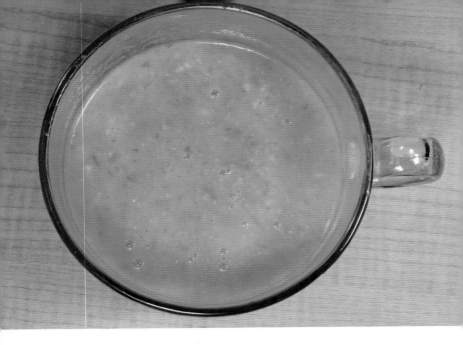

이뇨, 피로 회복, 숙취에 좋은
아스파라거스 수프

백합과 여러해살이풀 *Asparagus officinalis* 1.5m

아스파라거스는 기원전 3,000년경부터 인간과 밀접한 관계를 가진 식물로 추정되며 실례로 그리스 로마는 물론 고대 시리아와 스페인에서도 사람들이 소비한 채소로 추정된다. 로마의 황제 아우구스투스 시저는 아스파라거스와 채소를 운반하기 위해 함대를 만든 기록이 있다. 아스파라거스는 최소한 그리스 로마 시대 때에는 채소는 물론 신비의 약초로 취급

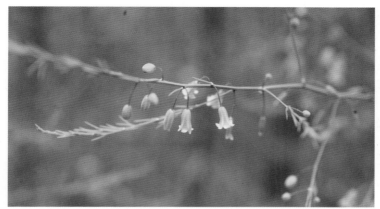

아스파라거스 꽃

받았지만 중세 시대를 거치면서 인간의 뇌리에서 잊혀졌다가 르네상스 전후부터 몇몇 수도원에서 재배를 하였고 19세기 중반에는 신대륙에 전래되었다.

아스파라거스의 원줄기는 높이 1.5m까지 자라고 생장 조건이 좋을 경우에는 2m 이상 자란다. 잎은 부드러운 바늘 모양이고 꽃은 종 모양이다. 열매는 작은 구슬 모양이고 빨간색으로 성숙한다.

아스파라거스에서 가식하는 부위는 이른 봄 지면에서 올라오는 어린 줄기인데 보통 50cm 높

아스파라거스

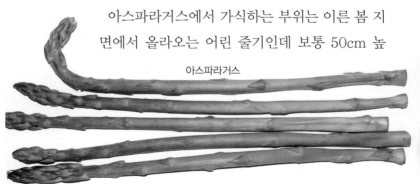

이로 자랐을 때 어린 줄기를 수확해 시장에 출하한다. 열매는
독성이 약간 있으므로 식용할 수 없다.

아스파라거스의 효능

아스파라거스 100g당 영양 성분은 칼로리 20kcal, 탄수화

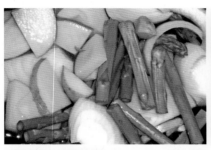

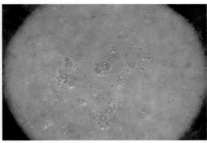

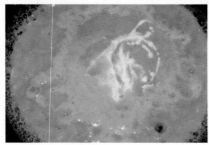

물 3.8g, 당분1.8g, 식
이섬유 2.1g, 단백질
2.2g, 비타민 A, B1,
B2, B3, B5, B6, B9,
C, E, K, 칼슘, 철, 마그
네슘, 망간, 인, 칼륨, 아

아스파라거스 수프 조리 예제

연, 크롬, 아스파라긴산 등이다. 특히 비타민 K와 철분을 많
이 함유하고 있다.

효능으로는 항암, 노화 예방, 변비, 이뇨, 고혈압, 피로 회
복에 효능이 있다. 아스파라거스는 민간에서 처음 효능이 있

다고 알려져 있지만 과학적으로 증명된 것은 아니다.

식용 방법

닭고기, 새우 요리, 육류 요리의 야채로 사용한다. 볶거나 구워 먹을 수 있고 절임으로도 먹을 수 있다.

특유의 향 때문에 생즙으로 먹을 때는 다른 재료와 섞어서

아스파라거스 수프 재료(2~3인분)	
아스파라거스 6개	80g
감자 1/2개	100g
양파 작은 것 1개	100g
생강 1쪽	5g
물	1컵
버터 또는 카놀라유	2작은술
휘핑크림	1/2컵
소금	적량
후추	적량

아스파라거스 죽 재료(2인분)	
아스파라거스 6개	80g
양배추 2~3장	50g
양파 작은 것 1개	100g
청양고추	2개
마늘 2쪽	10g
밥 1공기	220g
물	1컵
소금	적량
후추	적량
참기름	적량

생즙을 만드는 것이 좋다.

아스파라거스 수프의 맛

아스파라거스 수프의 맛은 담백하고 은근히 고소하다. 조리된 수프에 후추를 뿌리지 않아도 나름 맛있다.

레시피 포인트

아스파라거스는 가격이 비쌀 뿐만 아니라 가격 대비 수량이 적으므로 조리 후 섭취할 수 있는 양이 적다. 준비한 재료로 섭취할 수 있는 양을 두 배로 늘리려면 감자와 함께 수프를 만든다.

아스파라거스 수프 레시피

맛 ★★★★★
효능 ★★★

 1. 프라이팬에 버터를 녹인 뒤 생강(마늘)을 볶다가 양파, 양배추, 아스파라거스를 넣어 타지 않게 살짝 볶는다. (죽을 조리할 때는 재료를 볶지 않는다.)

 2. 살짝 볶은 것에 물이나 육수를 넣고 재료가 완전히 익을 때까지 끓인다.

 3. 앞에서 데친 재료를 한꺼번에 넣고 믹서나 핸드그라인더로 분쇄한다.
(죽을 만들려면 밥 1공기를 별도로 준비한다.)

 4. 갈아낸 재료 전부를 냄비에 넣은 뒤 끓인다. 휘핑크림을 넣고, 소금으로 살짝 간을 해 준다.
(죽으로 조리할 때는 휘핑크림 대신 밥과 참기름을 넣은 뒤 끓인다.)

 5. 수프가 걸쭉하면 물을 보충하면서 농도를 조절한다. 끓여낸 수프를 그릇에 담아낸 후 파슬리가루와 후추를 뿌린다.

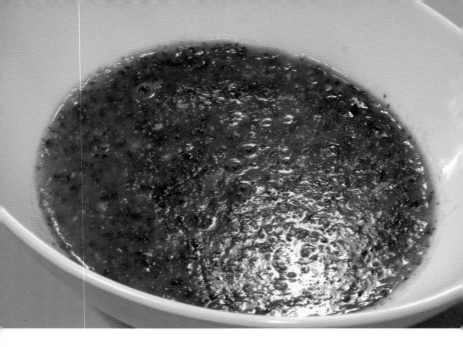

당뇨병에 좋은
적근대 수프

명아주과 두해살이풀 *Beta vulgaris L. var. cicla* m

적근대는 근대의 개량종이자 비트와 비슷한 품종이다. 근
대류 채소에서는 잎을 가식하는 채소는 근대류로 분류하고
뿌리를 가식하는 채소는 비트류로 분류한다.

근대의 원종은 지중해~중앙아시아 일원으로 추정되며 원
산지에서는 광활한 모래땅에서 야생한다. 시기적으로는 기원
전 1,000년부터 지중해에서 근대를 재배한 기록이 있고 중국

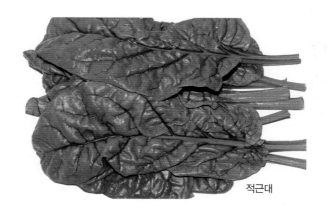
적근대

에서는 서기 500년 전후 문헌상에 출현한다.

근대류는 잎자루와 잎맥이 흰색, 노란색, 녹색, 적색 품종이 있는데 이 중 적근대는 잎자루의 잎맥이 붉은색인 적엽종 품종을 말한다. 생김새는 근대나 시금치와 비슷하고 원줄기는 높이 1m로 자란다.

잎을 가식하는 엽채류이므로 꽃이 개화하기 전에는 새 잎이 올라올 때마다 수확해 시장에 출하할 수 있다. 더위에 강해 국내에서는 시금치 재배 후 비어 있는 한여름철에 적근대를 재배하였지만 요즘은 하우스 농법에 의해 사시 사철 시장에서 볼 수 있다.

적근대의 효능

근대의 100g당 열량은 20kcal, 탄수화물 4.1g, 식이섬유 2.1g, 단백질 1.8g, 비타민 A, B1, B2, B3, B5, B6, B9, C,

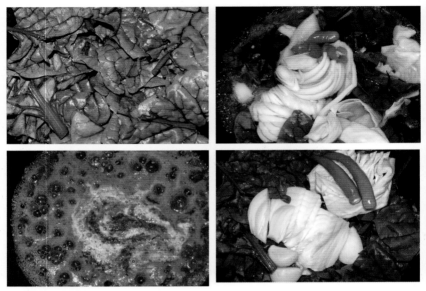

적근대 수프 조리 예제

E, K, 칼슘, 철분, 마그네슘, 망간, 인, 칼륨 등을 함유하고 있는데 특히 비타민 A와 K의 함량이 매우 높다.

적근대는 근대에 준해 약용한다. 근대는 혈당을 낮추는 효능이 있어 터키에서는 당뇨병 환자의 약초로 알려져 있다.

식용 방법

적근대의 싱싱한 잎은 샐러드와 쌈 채소로 먹을 수 있고 비빔밥의 재료로도 안성맞춤이다.

지중해에서는 샐러드로 식용하거나 파스타의 재료뿐만 아

니라 각종 볶음 요리에 사용하고 이집트에서는 국물 요리, 터키에서는 수프는 물론 반죽 요리에도 사용한다.

적근대 수프의 맛

수프에 고추를 넣으면 수프의 맛이 살짝 매콤하고 더 맛있

적근대 수프 재료(2인분)	
적근대 5~6장	100g
양배추 1~3장	80g
양파 작은 것 1개	100g
고추	2개
마늘 2쪽	10g
물	1~2컵
전분	10~20g
버터 또는 카놀라유	2작은술
휘핑크림	1/2컵
소금	적량
후추	적량

적근대 죽 재료(2인분)	
적근대 5~6장	100g
양배추 1~3장	80g
양파 작은 것 1개	100g
고추	2개
마늘 2쪽	10g
밥 1공기	220g
물	1~2컵
소금	적량
후추	적량
참기름	적량

다. 조리된 수프에 후추를 뿌리면 더 풍부한 맛이 나온다.

레시피 포인트

적근대는 가격이 비쌀 뿐만 아니라 가격 대비 구매할 수 있는 수량이 적으므로 조리 후 섭취할 수 있는 양이 적다. 조리량을 두 배로 늘리려면 양배추나 감자를 넣어야 하는데 감자를 넣으면 풍미가 무거워지므로 양배추가 적합하다.

적근대 수프 레시피

맛 ★★★★★
효능 ★★★☆

1. 프라이팬에 버터를 녹인 뒤 생강(마늘)을 볶다가 양파, 양배추, 적근대 순서로 넣으면서 타지 않게 살짝 볶는다. (죽으로 조리하려면 재료를 볶지 않는다.)

2. 살짝 볶은 것에 물이나 육수를 넣고 재료가 완전히 익을 때까지 끓인다.

3. 앞에서 데친 재료를 한꺼번에 넣고 믹서나 핸드그라인더로 1분 이상 분쇄한다. (죽으로 조리하려면 밥 1공기를 별도로 준비한다.)

4. 갈아낸 재료 전부를 냄비에 넣은 뒤 끓인다. 물에 희석한 전분과 휘핑크림을 넣으면서 농도를 맞춘다. 소금으로 살짝 간을 한다.
(죽으로 조리할 때는 전분과 휘핑크림 대신 밥과 참기름을 넣은 뒤 끓인다.)

5. 수프가 걸쭉하면 물을 보충하면서 농도를 조절한다. 끓여낸 수프를 그릇에 담아낸 후 파슬리 가루와 후추를 뿌린다.

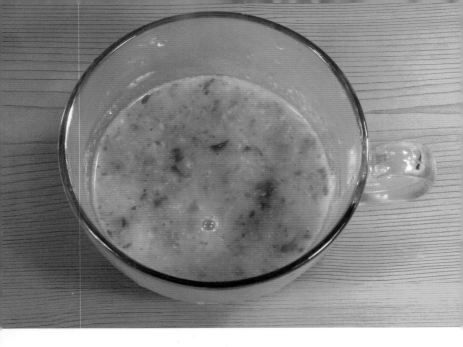

위장 · 소화에 좋은
청경채 수프

십자화과 두해살이풀 *Brassica rapa subsp. chinensis* 0.7m

백채(白菜) 또는 백경채(白莖菜)라고도 불리는 청경채는 일종의 작은 배추이다. 중국 화중 지방 원산의 청경채는 배추를 먹지 않는 동남아시아와 남중국에서 배추처럼 흔히 먹는다. 잎에서는 특별한 향이나 맛은 없지만 온화하기 때문에 여러 음식에 넣을 수 있는 다목적 야채이다. 따라서 적합한 야채가 없을 때 그 대용으로 각종 찌개나 볶음 요리에 넣을 수 있는 채소라고 할 수 있다.

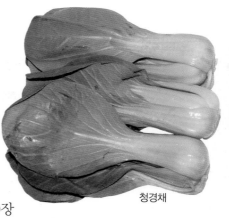

청경채

청경채는 씨앗을 뿌리면 애기 배추처럼 포기를 이룬 뒤 높이 30cm 내외로 자라지만 계속 잘 재배하면 최고 70cm까지도 자란다. 잎의 개수는 30장 내외이다.

시장에서 볼 수 있는 청경채의 잎은 다육질에 광택이 있고 색상은 연녹색~크림색이다.

잘 재배한 청경채의 잎은 배추 잎과 비슷하고 잎의 모양은

청경채 밭

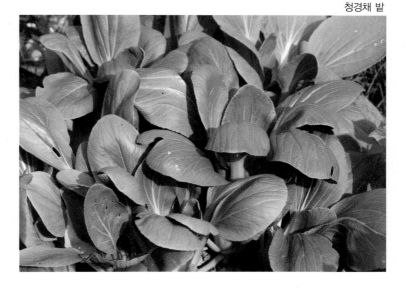

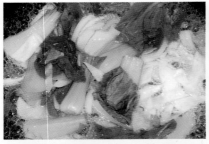
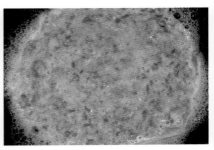
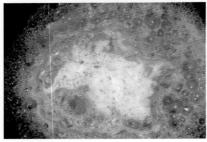

청경채 수프 조리 예제

도란형, 길이는 20cm까지 자란다.

청경채의 효능

청경채 100g당 열량은 13kcal, 탄수화물 2.2g, 식이섬유 1.0g, 지방 0.2g, 단백질 1.5g, 비타민 A, B, C, K, 칼슘, 철분, 마그네슘을 함유하고 있는데 특히 비타민 A, C를 많이 함유하고 있다.

청경채는 위염, 속쓰림, 소화 불량에 효능이 있고 십자화과 식물이므로 노화 예방, 항암에도 효능이 있을 것으로 추정된다.

식용 방법

싱싱한 청경채 잎은 쌈 채소로 먹어도 안성맞춤이지만 비

청경채 수프 재료(2~3인분)	
청경채	100g
감자 1/4개	50g
양파 작은 것 1개	100g
생강 1쪽	5g
물	1컵
버터 또는 카놀라유	2작은술
휘핑크림	1/2컵
소금	적량
후추	적량

청경채 죽 재료(2인분)	
청경채	100g
감자 1/4개	50g
양파 작은 것 1개	100g
청양고추	2개
마늘 2쪽	10g
밥 1공기	220g
물	1컵
소금	적량
후추	적량
참기름	적량

비빔밥에 넣거나 무침, 볶음 요리로 먹는데 동남 아시아에서는 볶음 요리로 특히 인기 만점이다.

또한 청경채는 짬뽕 같은 국물 요리에서 야채 대용으로 사용하는 데 부족한 느낌이 없을 정도로 어떤 요리에도 잘 어울린다.

청경채 수프의 맛

청경채 수프의 맛은 순하고 온화하다. 조리된 수프에 후추를 뿌리지 않아도 순한 맛이 은근히 맛있고 후추를 뿌리면 더 맛나다.

레시피 포인트

청경채 수프를 만들 때 감자를 넣었지만 감자를 넣지 않아도 상관없다. 감자를 뺄 경우에는 전분으로 농도를 맞추어 준다.

청경채 수프 레시피

맛 ★★★★★
효능 ★★★

 1. 프라이팬에 버터를 녹인 뒤 생강(마늘)을 볶다가 감자, 양파, 청경채 순서로 넣으면서 타지 않게 살짝 볶는다. (죽을 조리할 때는 재료를 볶지 않는다.)

 2. 살짝 볶은 것에 물이나 육수를 넣고 재료가 완전히 익을 때까지 끓인다.

 3. 앞에서 데친 재료를 한꺼번에 넣고 믹서나 핸드그라인더로 1분 이상 분쇄한다.
(죽을 만들려면 밥 1공기를 별도로 준비한다.)

 4. 갈아낸 재료 전부를 냄비에 넣은 뒤 끓인다. 휘핑크림을 넣고, 소금으로 살짝 간을 해 준다.
(죽으로 조리할 때는 휘핑크림 대신 밥과 참기름을 넣은 뒤 끓인다.)

 5. 수프가 걸쭉하면 물을 보충하면서 농도를 조절한다. 끓여낸 수프를 그릇에 담아낸 후 파슬리 가루와 후추를 뿌린다.

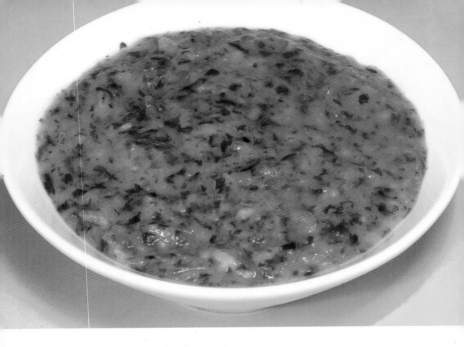

항암, 노화 예방에 좋은
새싹(베이비 채소) 수프

십자화과 한/두해살이풀 *Brassica narinosa* 1m

베이비 채소 혹은 새싹 채소라고 불리는 새싹을 재료로 하는 수프이다.

새싹 모듬의 구성은 다채(비타민)의 싹, 청경채의 싹, 비트의 싹, 무의 싹, 로케트의 싹, 적근대의 싹 등 농장마다 모듬 구성이 다르기 때문에 영양이나 효능도 제각각일 것으로 보인다.

그러나 새싹의 대부분이 십자화과 식물의 싹이기 때문에 십

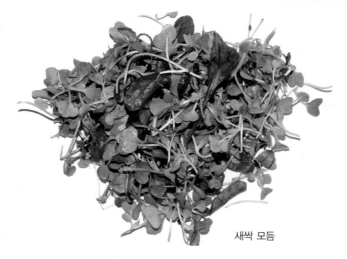

새싹 모듬

자화과 식물에 준한 효능이 있다고 봐도 무방하다.

십자화과 식물들은 일반적으로 항암, 노화 예방에 좋다.

새싹 수프의 맛

순하고 단백하다.

레시피 포인트

시중 마트에서 볼 수 있는 새싹 1팩의 무게는 50g 내외이므

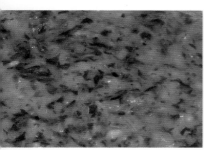
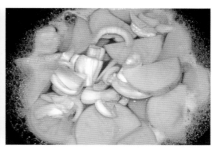

새싹 수프 조리 예제

로 수프를 조리할 때는 감자 또는 양배추를 함께 넣어야 수프의 조리량을 늘릴 수 있다.

새싹 수프 재료(2~3인분)	
새싹 모듬 1팩	50g
감자 1/2개	100g
양파 작은 것 1개	100g
생강 1쪽	5g
물	1컵
전분	10~20g
버터 또는 카놀라유	2작은술
휘핑크림	1/2컵
소금	적량
후추	적량

새싹 수프 레시피

맛 ★★★★
효능 ★★★

 1. 프라이팬에 버터를 녹인 뒤 생강(마늘)을 볶다가 감자(또는 양배추), 양파를 순서대로 넣고 타지 않을 정도로 살짝 볶는다.

 2. 살짝 볶은 것에 물 또는 육수를 넣고 재료가 완전히 익을 때까지 끓인다.

 3. 앞에서 데친 재료와 새싹을 한꺼번에 넣고 믹서나 핸드그라인더로 30초 이상 분쇄한다.

 4. 갈아낸 재료 전부를 냄비에 넣은 뒤 끓인다. 물에 탄 전분과 휘핑크림을 넣으면서 원하는 농도로 만든다. 소금으로 살짝 간을 한다.

 5. 수프가 걸쭉하면 물을 보충하면서 농도를 조절한다. 끓여낸 수프를 그릇에 담아낸 후 파슬리가루와 후추를 뿌린다.

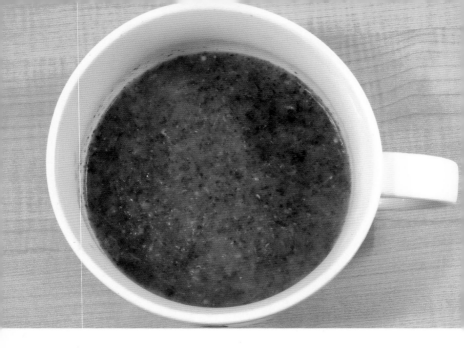

기침, 인후염 등에 좋은
아욱 수프

아욱과 한해살이풀 *Malva verticillata* 0.5∼1.5m

중국 원산의 아욱은 예로부터 중국에서 중요하게 여긴 채소로서 콩잎, 부추, 대파, 달래와 함께 오채로 불리었다.

아욱은 우리나라의 경우 한해살이풀이지만 열대 지방에서는 여러해살이풀이다.

아욱의 원줄기는 높이 50∼150cm이며 줄기는 곧게 선다. 어긋난 잎은 가장자리가 5∼7개로 갈라지고 둔한 톱니가 있다.

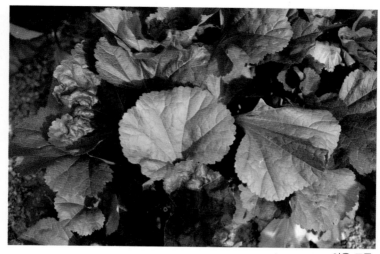

아욱 모종

꽃은 7~9월에 잎겨드랑이에서 피고 꽃의 색상은 연분홍색
~흰색이다. 꽃잎은 5개로서 꽃잎의 끝이 패이고 열매는 삭과
이다.

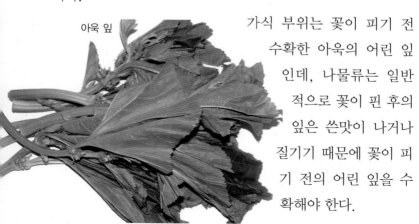

아욱 잎

가식 부위는 꽃이 피기 전
수확한 아욱의 어린 잎
인데, 나물류는 일반
적으로 꽃이 핀 후의
잎은 쓴맛이 나거나
질기기 때문에 꽃이 피
기 전의 어린 잎을 수
확해야 한다.

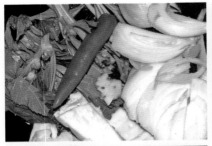

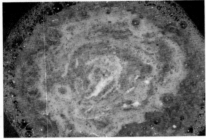

아욱 수프 조리 예제

아욱은 한자로 동규(冬葵), 노규(露葵), 파루초(破樓草)라고 불린다.

아욱의 효능

아욱의 종자는 이뇨, 신장, 설사에 효능이 있고 꽃은 이뇨에 효능이 있다.

아욱 꽃

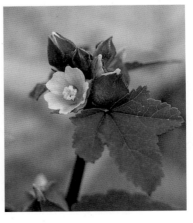

아욱 뿌리는 백일해, 위장염, 호흡 기관의 염증에 효능이 있고 잎과 줄기는 소화에 효능이 있다. 또한 잎과 줄기는 화상, 발진, 피부의 염증에 외용한다.

해외에는 최근 아욱을 이용한 건강 보조제가 서서히

알려지고 있다.

식용 방법

녹색일 때의 어린 씨앗은 요리로 사용할 수 있지만 씨앗의

아욱 수프 재료(2~3인분)	
아욱 잎 5~6장	50g
양배추 잎 1~2장	50g
양파 작은 것 1개	100g
감자 1/2개	100g
생강 1쪽	5g
식수	1~2컵
버터 또는 카놀라유	2작은술
휘핑크림	1/2~1컵
소금	적량
후추	적량
샐러리 줄기 1줄	옵션

아욱 죽 재료(2~3인분)	
아욱 잎 5~6장	50g
양배추 잎 1~2장	50g
양파 작은 것 1개	100g
밥 1공기	220g
생강 1쪽	5g
마늘 1쪽	5g
볶은 깨	적량
식수	1~2컵
소금	적량
후추	적량
참기름	적량

크기가 작기 때문에 요리에 사용하는 경우는 거의 없다.

아욱의 어린 잎은 날것으로 먹거나 샐러드, 아욱국 등으로 섭취한다. 기침 등의 기관지염에는 아욱 잎이나 뿌리를 차로 우려 마신다.

아욱 수프의 맛

아욱 수프는 아욱의 향미가 강하다. 전체적으로 무던한 맛이므로 몸에 좋은 수프라고 생각하고 섭취한다. 참고로 수프의 맛을 보강하려면 샐러리 줄기 1개를 다져서 넣는다.

레시피 포인트

아욱 잎은 질기기 때문에 믹서에서 잘 갈리지 않으므로 1분 이상 분쇄한다. 취향에 따라 버터나 식용류에 볶지 않고 조리해도 무방하지만 향미는 조금 떨어진다.

아욱 수프 레시피

맛 ★★★
효능 ★★★★

 1. 프라이팬에 버터를 녹인 뒤 생강(마늘)을 볶다가 감자, 양파, 양배추, 고추, 아욱을 순서대로 넣어 타지 않게 살짝 볶는다. (죽을 만들 때는 버터로 재료를 볶지 않는다.)

 2. 살짝 볶은 것에 물이나 육수를 넣고 재료가 완전히 익을 때까지 끓인다.

 3. 앞에서 데친 재료를 한꺼번에 넣고 믹서나 핸드그라인더로 1분 이상 분쇄한다. (죽으로 조리할 때는 밥 1공기를 준비한다.)

 4. 갈아낸 재료 전부를 냄비에 넣은 뒤 끓여 준다. 휘핑크림을 넣어 원하는 농도로 만든 뒤, 소금으로 살짝 간을 해 준다. (죽을 조리할 때는 휘핑크림 대신 밥과 참기름을 넣은 뒤 끓인다.)

 5. 수프가 걸쭉하면 물을 보충하면서 농도를 조절한다. 끓여낸 수프를 그릇에 담아낸 후 파슬리 가루와 후추를 뿌린다.

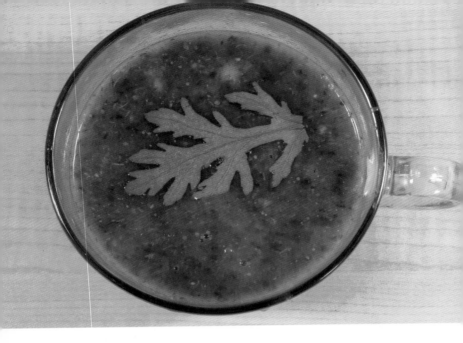

항암, 불면증에 좋은
쑥갓 수프

국화과 한/두해살이풀 *Glebionis coronaria* 0.5~1m

  지중해 원산의 국화과 식물인 쑥갓은 동아시아와 북미로 전래되면서 지금은 전 세계에서 흔히 볼 수 있다.

  쑥갓의 원줄기는 높이 1m 내외로 자라고 줄기에는 털이 없고 식물체 전체에서 특유의 쑥갓 향이 있다.

  어긋난 잎은 2회 우상으로 갈라진 뒤 잎의 가장자리가 다시 갈라지고 잎자루는 없다. 5~6월에 피는 꽃은 황색이거나

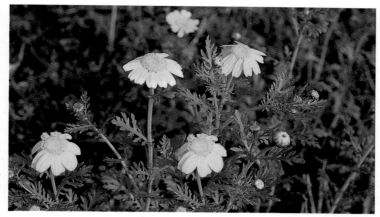

쑥갓 전초

백색이고 꽃의 지름은 3cm이다.

쑥갓에서 채소로 가식하는 부위는 꽃이 피기 전 수확한 줄기와 잎이다.

쑥갓은 주로 아시아에서 식용하고 서양에서는 관상용으로 심는다. 그리스의 크레타 섬 일대에서는 쑥갓 종류를 'Mantilida'라고 부르며 그리스 요리에 사용하는데 주로 찜 요리에 사용하거나 샐러드의 재료로 사용한다.

쑥갓 잎

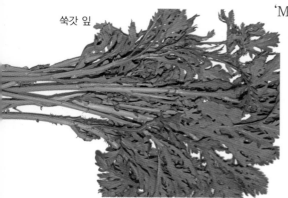

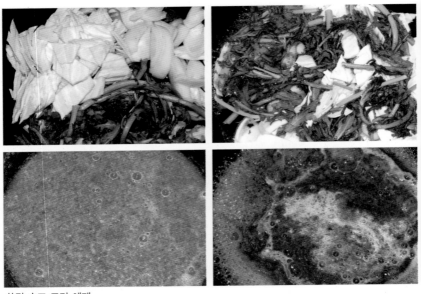

쑥갓 수프 조리 예제

쑥갓의 효능

쑥갓 100g당 영양 성분은 24kcal, 탄수화물 3g, 식이섬유 3g, 지방 0.56g, 단백질 3.3g, 비타민 A, B1, B2, B3, B5, B6, B9, C, K, 칼슘, 철, 마그네슘, 망간, 인, 칼륨, 아연 등 이다. 채소류 중에서는 단백질과 식이섬유, 비타민 A와 K 함량이 높은 식물이다. 식물체에 약간의 다이옥신 독성이 있지만 인체에 영향을 줄 정도는 아니며 전체적으로는 인간의 몸에 좋은 성분이 많다.

항암, 시력 증진, 불면증, 우울증, 변비, 피부 미용에 효능이 있다.

식용 방법

쑥갓은 중국 광둥 요리, 국물 요리, 캐서롤 등에서 사용하고 대만에서도 고급 요리에서 많이 사용한다. 특히 수프, 볶

쑥갓 수프 재료(2~4인분)	
쑥갓 5~6줄기	100g
양배추 잎 3~5장	100g
양파 작은 것 1개	100g
생강 1쪽	10g
물	1컵
전분	10~20g
버터	1큰술
휘핑크림	1/2~1컵
소금	적량
후추	적량

쑥갓 죽 재료(2인분)	
쑥갓 5~6줄기	100g
양배추 잎 3~5장	100g
양파 작은 것 1개	100g
마늘 2쪽	10g
볶은 깨	적량
밥 1공기	220g
물	1컵
소금	적량
후추	적량
참기름	적량

음 요리에서 향미를 내기 위해 사용한다.

우리나라는 나물, 생선 찌개에 쑥갓을 사용하는데 된장국에도 넣으면 맛깔스러운 맛이 나온다.

쑥갓 수프의 맛

조리된 수프를 그릇에 담아낸 뒤 후추를 뿌린 후 섭취한다. 진한 쑥갓 향이 은근히 좋다. 상당히 맛있는 수프이다.

레시피 포인트

쑥갓의 향을 줄이려면 쑥갓 분량을 절반만 넣는다. 쑥갓 잎을 더 곱게 분쇄하려면 충분히 익힌 뒤 믹서에서 1분 이상 분쇄한다.

쑥갓 수프 레시피

맛 ★★★★★
효능 ★★★★

 1. 프라이팬에 버터를 녹인 뒤 생강(마늘)을 볶다가 양파, 양배추를 순서대로 넣어 타지 않게 살짝 볶는다. (죽을 만들 때는 버터로 재료를 볶지 않는다.)

 2. 살짝 볶은 것에 물이나 육수를 넣고 재료가 완전히 익을 때까지 끓인다.

 3. 앞에서 데친 재료를 한꺼번에 넣고 믹서나 핸드그라인더로 분쇄한 뒤, 쑥갓은 별도로 분쇄하여 합쳐 준다. (죽으로 조리할 때는 밥 1공기를 준비한다.)

 4. 갈아낸 재료 전부를 냄비에 넣은 뒤 끓여 준다. 물에 탄 전분과 휘핑크림을 넣어 원하는 농도로 만든 뒤, 소금으로 살짝 간을 해 준다. (죽을 조리할 때는 휘핑크림 대신 밥과 참기름을 넣은 뒤 끓인다.)

 5. 수프가 걸쭉하면 물을 보충하면서 농도를 조절한다. 끓여낸 수프를 그릇에 담아낸 후 파슬리 가루와 후추를 뿌린다.

123

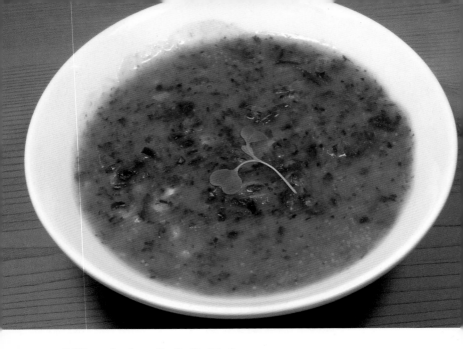

빈혈, 시력, 변비에 좋은
시금치 수프

비름과 한/두해살이풀 *Spinacia oleracea* 30~50cm

　중앙아시아~서부아시아 원산의 시금치는 높이 30~50cm로
자라는 한해 또는 두해살이풀이다. 시금치를 뜻하는 단어
'Spinach'는 14세기경 사용했던 'Espinache'라는 단어에서
유래되었고 이 단어는 아랍어나 페르시아어 발음에서 유래되
었는데 속 뜻은 '녹색의 손'이라는 뜻이다. 아무래도 시금치의
주걱 모양 잎이 과거 아랍 사람들에겐 손 모양처럼 보였던 것

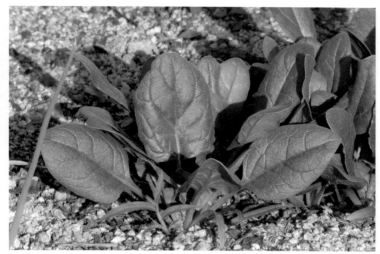

시금치 전초

같다.

시금치의 정확한 원산지는 고대 페르시아 일원으로 추정된다. 페르시아 일대의 시금치는 네팔을 경유해 고대 중국에 전래되었다. 서양에 시금치가 전래된 것은 827년경으로 초기에는 이탈리아 지중해로 전래되었다.

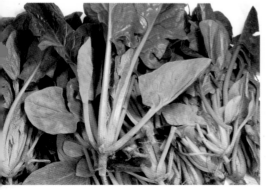

채취한 시금치

지중해 사람들이 먹기 시작한 시금치는 12세기 전후 스페인으로 전래된 뒤 13세기에는

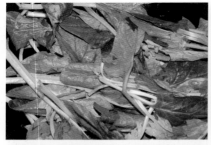

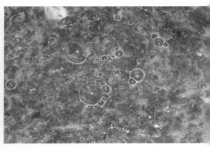

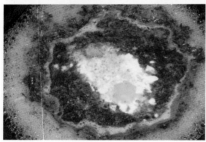

시금치 수프 조리 예제

독일로, 14세기에는 영국으로 전래되면서 중세 유럽 사람들이 흔히 먹는 작물이 되었다.

중세 유럽에서 시금치가 급작스럽게 인기를 얻은 이유는 야채가 없는 초봄에 잎이 올라온다는 점 때문이었다.

3~4월의 중요 행사인 사순절~부활절 기간에는 녹색 야채가 귀한 이른 봄철이기 때문에 그 시기에 잎이 올라오는 시금치는 순식간에 유럽의 식탁을 차지하는 중요한 채소가 되었다.

시금치의 효능

시금치 100g당 영양 성분은 23kcal, 탄수화물 3.6g, 식이섬유 2.2g, 단백질 2.9g, 비타민 A, B1, B2, B3, B6, B9, C, E, K, 칼슘, 철, 마그네슘, 망간, 인, 칼륨, 아연 등이다.

녹색 야채류 중에서는 단백질 함량이 높고 식이섬유의 함량도 다른 채소에 비해 높은 편이며 비타민 A의 보고이다. 변비, 빈혈, 시력에 효능이 있다.

식용 방법

우리나라에서는 시금치 나물과 시금치 된장국으로 즐겨 먹는

시금치 수프 재료(2~3인분)	
시금치	100g
양배추 잎 3~5장	100g
양파 작은 것 1개	100g
생강 1쪽	10g
물	1컵
전분	10~20g
버터	2작은술
휘핑크림	1/2컵
소금	적량
후추	적량
샐러리 줄기 1줄	옵션

시금치 죽 재료(2인분)	
시금치	100g
양배추 잎 3~5장	100g
양파 작은 것 1개	100g
마늘 2쪽	10g
볶은 깨	적량
밥 1공기	220g
물	1컵
소금	적량
후추	적량
참기름	적량

다. 서양에서는 마늘, 견과류와 함께 시금치를 볶은 뒤 발사믹 식초로 버무려 먹는다.

부드러운 어린 잎은 각종 샐러드, 파이, 피자로 먹는다. 녹색 파스타를 만들 때 시금치 분말을 사용한다.

이탈리아 피렌체에서는 시금치를 귀족이 먹는 음식으로 취급해 지금도 수많은 요리법이 내려오고 있다.

시금치 수프의 맛

시금치 수프의 맛은 온화하고 부드럽다. 은은하게 맛깔스러운 수프이다.

레시피 포인트

시금치의 부드러운 맛을 즐기기 위해 감자를 넣지 않고 대신 전분으로 농도를 조절했다. 야채류는 믹서에서 곱게 분쇄되지 않는데 시금치 역시 마찬가지이다. 시금치 잎을 더 곱게 분쇄하려면 살짝 데친 후 믹서에서 1분 이상 분쇄한다.

시금치 수프 레시피

맛 ★★★★★
효능 ★★★☆

 1. 프라이팬에 버터를 녹인 뒤 생강(마늘)을 볶다가 양파, 양배추를 순서대로 넣어 타지 않게 살짝 볶는다. (죽을 만들 때는 버터로 재료를 볶지 않는다.)

 2. 살짝 볶은 것에 물이나 육수를 넣고 재료가 완전히 익을 때까지 끓인다.

 3. 앞에서 데친 재료를 한꺼번에 넣고 믹서나 핸드그라인더로 15초 이상 분쇄한다. 시금치는 별도로 데친 후 믹서로 1분 이상 분쇄한다. (죽으로 조리할 때는 밥 1공기를 준비한다.)

 4. 갈아낸 재료 전부를 냄비에 넣은 뒤 끓여 준다. 물에 탄 전분과 휘핑크림을 넣어 원하는 농도로 만든 뒤, 소금으로 살짝 간을 한다. (죽을 조리할 때는 전분과 휘핑크림 대신 밥과 참기름을 넣은 뒤 끓인다.)

 5. 수프가 걸쭉하면 물을 보충하면서 농도를 조절한다. 끓여낸 수프를 그릇에 담아낸 후 파슬리가루와 후추를 뿌린다.

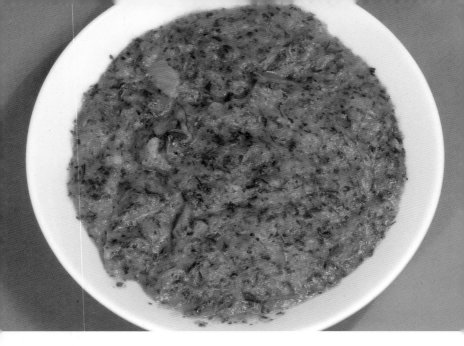

부인병에 좋은
쑥 수프

국화과 여러해살이풀 *Artemisia princeps* 0.5~1.5m

　쑥은 극동에서 자생하는 국화과 식물이고 유럽에서는 쑥의 유사종이 자생한다. 약용 효능은 극동 쑥이나 유럽 쑥이 서로 비슷하다.

　쑥의 기원은 정확하지 않으나 우리나라의 경우 기원전 2333년 단군 신화에서 곰이 마늘과 쑥을 먹었다는 전설이 있어 이미 삼국 시대 이전부터 우리 민족과 쑥은 밀접한 연관이 있었던 것으로 추정된다.

쑥은 산길이나 묘지, 논밭 주변 풀밭, 초지에서 흔히 자생한다. 농촌에서 빈 집이 생기면 쑥 씨앗이 날아와 쑥쑥 자라기 때문에 '쑥대밭'이라는 말이 생겨났다.

쑥의 원줄기는 높이 1.5m까지 자라고 꽃은 7~11월 사이에 개화를, 열매는 8~11월에 성숙한다. 쑥은 약용 쑥과 식용 쑥으로 나눌 수 있는데 쓴 맛이 강하기 때문에 수프를 만들 때는 주로 식용 쑥을 사용하는 것이 좋다. 쑥은 비슷한 잎 모양의 식물이 많지만 잎에서 특유의 쑥 냄새가 나기 때문에 쉽게 구별할 수 있다.

쑥의 효능

산과 들에서 만나는 쑥은 산쑥(A. montana), 참쑥(A. lavandulaefolia), 덤불쑥(A. rubripes) 등이 있다. 쑥 잎은 국화과의 다른 식물 잎과 비슷하므로 잎을 뜯어서 향기를 맡아 본다. 일반적으로 참쑥을 쑥이라고 부르지만 쑥 향기가 나는 것은 대부분 식용 및 약용할 수 있고 약용

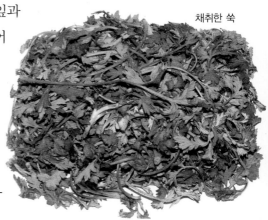

채취한 쑥

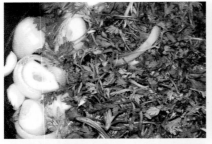

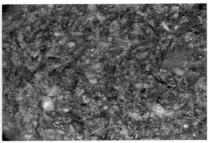

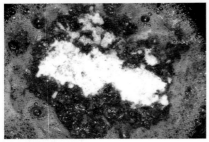

쑥 수프 조리 예제

효능이 높은 쑥은 특별히 인진쑥이라고 말한다.

쑥은 지혈, 복통, 구토, 고혈압, 양혈, 위장, 부인병에 효능이 있고 쑥뜸의 재료로 사용한다. 최근에는 쑥 추출물이 유방암을 억제하는 것을 발견했다.

식용 방법

우리나라에서는 쑥 된장국을 만들어 즐겨 먹지만 쑥 떡, 쑥 인절미, 쑥 만두, 쑥 찐빵을 만들 수 있고 제과, 제빵에도 사용할 수 있다.

일본에서는 쌀 요리나 수프 요리에 쑥을 사용한다. 또한 말린 쑥을 처마에 걸어 놓으면 모기를 퇴치할 수 있다.

쑥 수프의 맛

쑥 수프에서는 쑥의 향이 강하게 난다. 쑥의 양을 적게 넣으면 먹을 만한 수프가 만들어진다. 참고로 샐러리 줄기 1개를 다져서 넣으면 향미가 좀 더 좋아진다.

레시피 포인트

쑥의 향을 줄이기 위해 전분 대신 감자를 사용한다. 쑥도 곱게 분쇄되지 않으므로 살짝 데친 후 믹서에서 1분 이상 분쇄하는 것이 좋다.

쑥 수프 재료(2~3인분)	
쑥	50g
양배추 잎 1~3장	50g
양파 작은 것 1개	100g
감자 1/2개	100g
생강 1쪽	5g
물 또는 육수	1컵
버터	2작은술
휘핑크림	1/2컵
소금	적량
후추	적량
샐러리 줄기 1줄	옵션

쑥 죽 재료(2인분)	
쑥	50g
양배추 잎 3~5장	100g
양파 작은 것 1개	50g
마늘 2쪽	10g
볶은 깨	적량
밥 1공기	220g
물 또는 육수	1컵
소금	적량
후추	적량
참기름	적량

쑥 수프 레시피

맛 ★★★★
효능 ★★★★

---

1. 프라이팬에 버터를 녹인 뒤 생강(마늘)을 볶다가 감자, 양파, 양배추 순서로 타지 않게 살짝 볶는다.
(죽을 만들 때는 버터로 재료를 볶지 않는다.)

2. 살짝 볶은 것에 쑥 잎과 육수를 넣고 재료가 완전히 익을 때까지 끓인다.

3. 앞에서 데친 재료를 한꺼번에 넣고 믹서나 핸드그라인더로 1분 이상 분쇄한다.
(죽을 만들려면 밥 1공기를 별도로 준비한다.)

4. 갈아낸 재료 전부를 냄비에 넣은 뒤 끓인다. 휘핑크림을 원하는 농도만큼 넣고, 소금으로 살짝 간을 한다. (죽을 조리할 때는 휘핑크림 대신 밥과 참기름을 넣은 뒤 끓인다.)

5. 수프가 걸쭉하면 물을 보충해 수프의 농도를 조절한다. 끓여낸 수프를 그릇에 담아낸 후 파슬리 가루와 후추를 뿌린다.

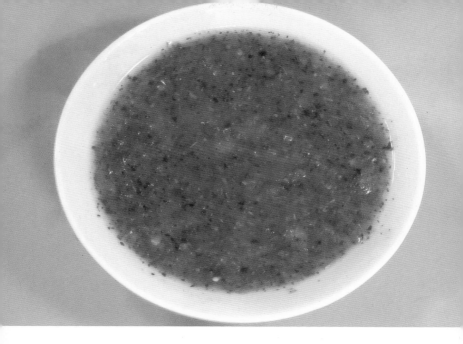

소아감적, 이질에 좋은
호박 잎 수프

박과 한해살이풀 *Cucurbita moschata* 2m

   호박은 다양한 품종과 개량종이 있으나 국내에서 흔히 재배하는 품종은 동양계 호박이다. 국내에서 흔히 재배하는 '애호박' 또한 동양계 호박이지만 원산지는 아메리카 대륙이다. 이와 달리 '단호박'은 동양계 호박이 아닌 '서양종 호박'에 속하고 학명은 'Cucurbita maxima', 이 또한 원산지는 아메리카 대륙이다. 주키니 호박은 페포계 호박에 해당하며 학명은 'Cucurbita pepo' 이고 멕시코 북부 원산이다.

　우리나라에 호박이 전래된 시기는 대략 임진왜란 전후로 추정되며, 그 이전에는 호박과 비슷한 박을 재배하였다.

　인도 원산의 박은 삼국사기에 등장하는 것으로 보아 삼국 시대 이전에 우리나라에 전래된 것으로 보고 있다.

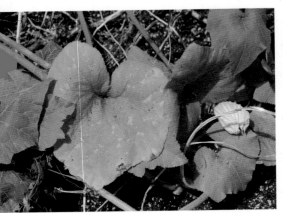
호박 잎

　호박의 잎은 어긋나기하고 잎자루가 길며 잎의 가장자리가 5개로 갈라지고 톱니가 있다. 꽃은 잎겨드랑이에서 1개씩 달리고 초여름부터 늦가을까지 개화를 한다.

줄기는 오각형이고 긴 털이 있으며 덩굴손이 있는 품종과 덩굴손이 없는 품종이 있다.

　호박 잎은 이들 호박들의 야들야들한 어린 잎을 말한다. 호박 잎의 수확시기는 봄~여름 사이이므로 필요할 때마다 어린 잎을 수확해서 식용한다. 시장에 출하되는 호박 잎은 일반적으로 애호박 잎이지만 다른 품종의 호박 잎도 어린 잎을 식용할 수 있다.

호박 잎의 효능

호박 잎은 소아감적과 이질에 효능이 있고 칼에 베인 상처를 아물게 한다.

식용 방법

전 세계에서 호박 잎을 먹는 나라는 우리나라, 중국, 케냐 일대이다. 우리나라는 찜기에 호박 잎을 찐 뒤 된장으로 버무려 먹거나 쌈거리로 먹는다.

중국에서는 호박 잎을 야채로 먹거나 수프를 만들어 먹고, 케냐는 찐 호박 잎에 소금 간을 한 뒤 으깬 감자 요리에 섞어서 먹는다.

호박 잎 수프의 맛

무던한 맛이다. 후추를 솔솔 뿌린 뒤 섭취한다. 향미를 보강하기 위해 샐러리 줄기 1~2개를 다져서 넣어도 된다.

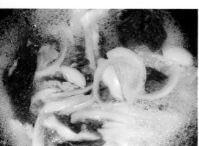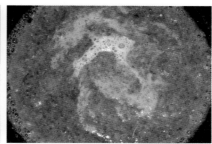

호박 잎 수프 조리 예제

레시피 포인트

호박 잎은 섬유질이 질기므로 믹서로 분쇄할 때 1분 이상 분쇄해 준다.

호박 잎 수프 재료(2~3인분)	
호박 잎	50g
양배추 잎 3~5장	100g
양파 작은 것 1개	100g
생강 1쪽	5g
물 또는 육수	1컵
전분	10~20g
버터 또는 카놀라유	2작은술
휘핑크림	1/2컵
소금	적량
후추	적량
샐러리 줄기 1~2개	옵션

호박 잎 죽 재료(2~3인분)	
호박 잎	50g
양배추 잎 1~3장	50g
양파 작은 것 1개	100g
청양고추	1개
마늘 2쪽	10g
밥 1공기	220g
물	1컵
소금	적량
후추	적량
참기름	적량

호박 잎 수프 레시피

맛 ★★★
효능 ★★★

---

 1. 프라이팬에 버터를 녹인 뒤 생강(마늘)을 볶다
가 양파, 양배추, 호박 잎을 순서대로 넣으면서
타지 않게 살짝 볶는다. (죽을 만들 때는 재료를
볶지 않는다.)

 2. 살짝 볶은 것에 물이나 육수를 넣고 재료가 완
전히 익을 때까지 끓인다.

 3. 앞에서 데친 재료를 한꺼번에 넣고 믹서나 핸
드그라인더로 1분 이상 분쇄한다.
(죽으로 조리할 때는 밥 1공기를 준비한다.)

 4. 갈아낸 재료 전부를 냄비에 넣은 뒤 끓여 준다.
물에 탄 전분과 휘핑크림을 넣으면서 원하는
농도로 만든 뒤, 소금으로 살짝 간을 한다. (죽
으로 조리할 때는 휘핑크림 대신 밥과 참기름
을 넣은 뒤 끓인다.)

 5. 수프가 걸쭉하면 물을 보충하면서 농도를 조절
한다. 끓여낸 수프를 그릇에 담아낸 후 파슬리
가루와 후추를 뿌린다.

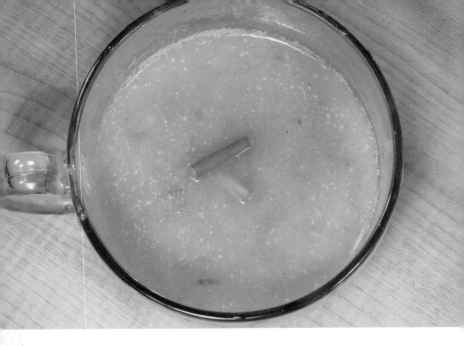

별미 중의 별미
마늘쫑 수프

백합과 여러해살이풀 *Allium sativum* .2m

마늘쫑이란 마늘의 꽃대를 말한다.

중앙 아시아~이란 원산인 마늘은 기원전부터 인간이 재배 및 식용한 세계 공통의 향신료 식물이다. 고대 이집트인들이 재배한 마늘은 영험한 효능 때문에 중세 시대에는 악마를 물리치는 허브로 명성을 얻었다. 특히 중유럽과 동유럽은 마늘을 악마 · 늑대인간 · 흡혈귀를 물리친다 하여 창문에 걸어 놓는 습성이 생겼다.

　인도의 힌두교와 불교는 마늘이 욕망을 증가시키고 명상을 방해한다 하여 금기시하기도 했다.

　페르시아 문화권인 이란에서는 신년 초가 되면 7가지 축하품을 테이블에 배치하는데 여기에 올리브, 사과, 밀, 식초, 옻나무, 달콤한 푸딩과 함께 마늘이 포함된다.

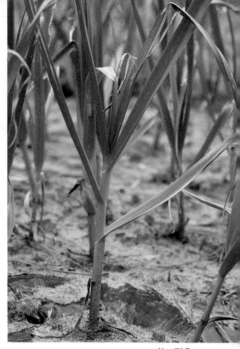

마늘 전초

　중앙아시아와 가까운 그리스 로마와 지중해는 오래 전부터 마늘을 식용 및 약용했지만 영국을 포함한 서유럽 지역이 마늘을 먹기 시작한 것은 채 몇 백 년이 되지 않았다.

마늘쫑

　이와 달리 중국과 우리나라는 수천 년 전부터 마늘을 식용 및 약용해 왔고 동남아시아도 마늘을 즐겨 먹는다.

마늘의 효능

생마늘 100g당 영양 성분은

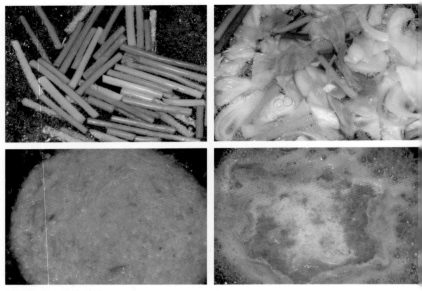

마늘쫑 수프 조리 예제

149kcal, 탄수화물 33g, 식이섬유 2.1g, 단백질 6.3g, 비타민 B1, B2, B3, B5, B6, B9, C, 칼슘, 철, 마그네슘, 망간, 인, 칼륨, 아연, 셀레늄을 함유하고 있는데 특히 비타민 B6과 망간을 많이 함유하고 있다. 마늘에는 다른 채소와 달리 유황이 함유되어 있다.

마늘은 위암, 전립선암, 피부 미용, 빈혈에 효능이 있음이 증명되었지만 혈액 순환 개선은 과학적으로 증명되지 않았다.

식용 방법

마늘을 섭취하면 생기는 마늘 냄새는 유황 성분 때문이다. 이 유황 성분은 마늘을 익히거나 버터로 볶으면 사라진다. 서양에서는 마늘과 파슬리를 함께 섭취하면 입 안에서 생기는 마늘 냄새가 줄어든다고 한다.

마늘쫑 수프 재료(2~3인분)	
마늘쫑 줄기	100g
양배추 잎 3~5장	100g
양파 작은 것 1/2개	50g
생강 1쪽	5g
전분	10~20g
물	1컵
버터 또는 카놀라유	2작은술
휘핑크림	1/2컵
소금	적량
후추	적량

마늘쫑 죽 재료(2~3인분)	
마늘쫑 줄기	100g
양배추 잎 3~5장	100g
양파 작은 것 1/2개	50g
청양고추	1~2개
마늘 1~2쪽	5~10g
밥 1공기	220g
물	1컵
소금	적량
후추	적량
참기름	적량

생마늘은 고추장에 찍어 먹을 수 있고 간장에 졸여 마늘 장아찌로 먹을 수 있다. 각종 요리의 향신료로 사용할 수 있다. 버터를 바른 마늘 바게트는 마늘 냄새가 적게 나는 마늘 레시피의 하나이다.

마늘종 수프의 맛

마늘종 수프의 맛은 부드럽고 온화하고 뒷맛은 상큼하고 맛있다. 매운 맛은 거의 없으므로 양을 듬뿍 넣어도 상관없다.

레시피 포인트

마늘종을 버터로 볶은 뒤 물에 데친 후 믹서로 갈아서 준비한다. 감자를 넣으면 상큼한 맛이 사라지고 수프의 맛이 둔해지므로 감자 대신 전분 가루를 사용한다.

마늘쫑 수프 레시피

맛 ★★★★★
효능 ★★★★

 1. 프라이팬에 버터를 녹인 뒤 생강(마늘)을 볶다가 양파, 양배추, 마늘쫑 순서대로 넣어 타지 않게 살짝 볶는다. (죽을 만들 때는 재료를 볶지 않는다.)

 2. 살짝 볶은 것에 물이나 육수를 넣고 재료가 완전히 익을 때까지 끓인다.

 3. 앞에서 데친 재료를 한꺼번에 넣고 믹서나 핸드그라인더로 30초 이상 분쇄한다.
(죽으로 조리할 때는 밥 1공기를 준비한다.)

 4. 갈아낸 재료 전부를 냄비에 넣은 뒤 끓여 준다. 휘핑크림을 넣어 원하는 농도로 만든 뒤, 소금으로 살짝 간을 해 준다. (죽으로 조리할 때는 휘핑크림 대신 밥과 참기름을 넣은 뒤 끓인다.)

 5. 수프가 걸쭉하면 물을 보충하면서 농도를 조절한다. 끓여낸 수프를 그릇에 담아낸 후 파슬리 가루와 후추를 뿌린다.

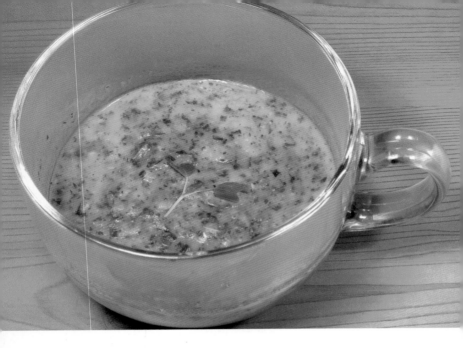

항암, 심혈관 질환에 좋은
깻잎(들깨 잎) 수프

꿀풀과 한해살이풀 *Perilla frutescens* 1m

깻잎의 정명은 '들깨'이고 한자로는 백소(白蘇)라고 부른다. 꿀풀과 식물인 들깨는 특유의 강한 향미가 있어 수프 요리에는 어울리지 않지만 재료를 잘 사용하면 나름대로 먹을 만한 수프가 나온다.

인도와 동남아시아가 원산지인 들깨는 통일 신라시대 이전 중국을 통해 우리나라에 전래된 것으로 추정된다. 들깨를 주로 먹는 나라는 우리나라이고 재배 또한 우리 나라에서 많이 한다.

들깨의 원줄기는 네모지고 털이 있으며 높이 0.6~1m로 자란다. 잎은 넓은 타원형이고 길이 7~12cm, 가장자리에 톱니가 있고 잎자루가 있다. 꽃은 8월에 줄기 끝이나 원줄기 끝에서 자잘한 흰색 꽃이 모여 달린다.

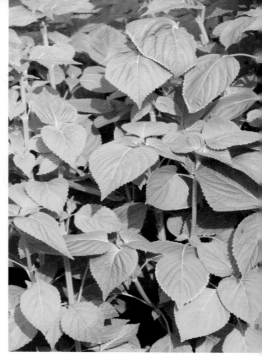

들깨

열매는 둥글고 단단하며 흔히 들깨라고 부른다. 38~45% 의 기름을 함유한 열매를 압착하면 들기름이 만들어진다.

들깨의 유사종에는 '차즈기', '청소엽' 등이 있는데 일본의 경우 들깨보다는 차즈기 (자소엽)를 즐겨 먹는다.

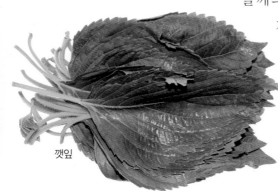

깻잎

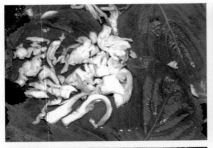

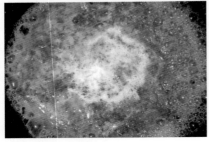

들깨 수프 조리 예제

들깨의 효능

들깨에는 식이섬유, 단
백질, 칼슘, 철분, 비타민
A, B, C, 미네랄이 풍부
하다. 들깨는 Perilla
Ketone, Etoma Ketone, Isoegoma Ketone이라는 성분 때
문에 들깨 특유의 강한 향이 난다. 들기름은 오메가 3 지방산
이 풍부하며 들깨는 항암, 심혈관 질환, 항염, 천식, 복통, 관
절염 등에 효능이 있다.

식용 방법

우리나라는 들깨 잎을 깻잎이라고 부르면서 싱싱한 잎을
쌈 채소로 사용한다. 기름에 볶아 나물로 섭취하고 각종 찌게
요리에 넣어 먹는다. 깻잎 장아찌 같은 절임 요리를 만들 수
있다.

깻잎 수프 재료(2~3인분)	
깻잎	50g
양배추 잎 1~3장	50g
양파 작은 것 1개	100g
감자 1/2개	100g
생강 1쪽	5g
물 또는 육수	1컵
버터 또는 카놀라유	2작은술
휘핑크림	1/2~1컵
소금	적량
후추	적량
샐러리 줄기 1줄	옵션

깻잎 죽 재료(2인분)	
깻잎	50g
양배추 잎 3~5장	100g
양파 작은 것 1개	100g
청양고추	1개
마늘 2쪽	10g
밥 1공기	220g
물 또는 육수	1컵
소금	적량
후추	적량
참기름	적량

들깨의 종자로 만든 들깨 가루는 각종 찌개 요리의 향신료로 사용하거나 국수를 만들 때 넣는다.

종자를 압착해서 만든 들기름은 각종 음식의 향신료로 사용하고 샐러드 드레싱에 사용한다.

인도에서는 들깨 종자를 구워서 각종 요리에 사용한다. 중국에서는 만주 일대에서 들깨를 이용한 음식이 발달했다.

일본에서는 된장 등을 이용한 들깨 요리가 있지만 크게 번성하지는 않았고, 들깨의 유사종인 자소엽을 이용한 요리가 발달했다.

들깨 잎(깻잎) 수프의 맛

깻잎 특유의 향이 강하다. 후추를 뿌린 뒤 섭취한다. 풍미를 보강하기 위해 샐러리 줄기 1개를 다져서 넣을 수 있다.

레시피 포인트

깻잎은 섬유질이 질기므로 믹서로 잘 분쇄되지 않는다. 믹서로 분쇄할 때 1분 이상 분쇄해 준다. 깻잎 향과 휘핑크림의 향이 조화를 이루지 않으므로 깻잎 향을 분산하기 위해 전분 대신 감자를 사용한다.

깻잎 수프 레시피

맛 ★★★
효능 ★★★☆

 1. 프라이팬에 버터를 녹인 뒤 생강(마늘)을 볶다가 감자, 양파, 양배추를 순서대로 넣어 타지 않게 살짝 볶는다. (죽을 만들 때는 재료를 볶지 않는다.)

 2. 살짝 볶은 것에 물이나 육수를 넣고 재료가 완전히 익을 때까지 끓인다.

 3. 앞에서 데친 재료를 믹서나 핸드그라인더로 분쇄한다. 깻잎은 믹서나 핸드그라인더로 1분 이상 분쇄한다.
(죽으로 조리할 때는 밥 1공기를 준비한다.)

 4. 갈아낸 재료 전부를 냄비에 넣은 뒤 끓여 준다. 휘핑크림을 넣어 원하는 농도로 만든 뒤, 소금으로 살짝 간을 한다. (죽으로 조리할 때는 휘핑크림 대신 밥과 참기름을 넣은 뒤 끓인다.)

 5. 수프가 걸쭉하면 물을 보충하면서 농도를 조절한다. 끓여낸 수프를 그릇에 담아낸 후 파슬리 가루와 후추를 뿌린다.

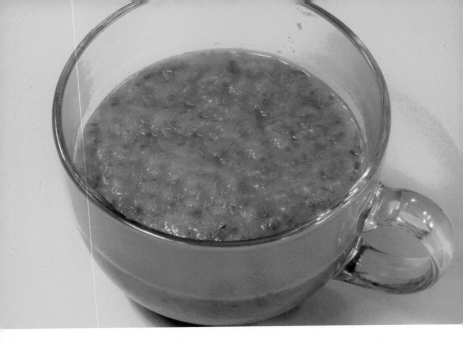

혈액 순환, 노화 예방에 좋은
실부추(영양부추) 수프

백합과 여러해살이풀 *Allium anisopodium* 30~70cm

영양부추라고 불리는 이 식물의 정식 명칭은 '실부추'이지만 더러 '조선부추' 또는 '솔부추'라고도 부른다. 항간에는 일반 부추를 조선부추라고도 부르기도 하므로 혼동을 피하기 위해 영양부추라고 부른다.

사실 일반 부추는 '정구지'라는 별명이 있으므로 조선부추는 일반 부추를 가리키는 것이 아니라 영양부추를 가리키는

말이라고 할 수 있는데 웬
일인지 일반 부추를 조선
부추라고 부르는 경우가
있다.

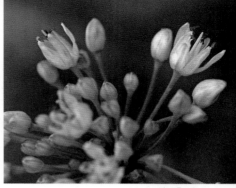

실부추 꽃

우리나라의 인천, 강화,
홍천, 서귀포, 예산과 중
국, 몽골, 시베리아 등지에서 자생하는 실부추는 일반 부추와
달리 잎이 다육질이고 윤채가 나는 점으로 구별할 수 있다.

일반 부추는 잎이 질기지만 영양부추는 잎이 뚝뚝 끊어질
뿐 아니라 알싸한 마늘 향이 있어 날것으로 생식할 수 있다.

산지의 경사진 모래밭이나 목초지에서 볼 수 있는 실부추
는 높이 30~70cm로 자라고 잎은 3~6개이다. 꽃은 9~10월
에 홍자색으로 피는데 부추 꽃에 비해 작고 산부추 꽃과 비슷
한 모양이다. 가식 부위는 전초이지만 시장에 출하되는 것은
하우스에서 재배한 잎이다.

실부추

실부추의 효능

실부추는 일반 부추에
비해 칼슘, 철분, 알린,
사포닌, 비타민을 다량
함유하고 있어 일반 부추
에 비해 부추 향이 진하다.

153

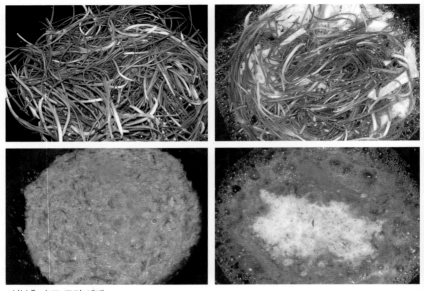

실부추 수프 조리 예제

　민간에서는 실부추의 열매를 기관지염, 위장염, 혈액 순환
에 약용하는데 노화 예방에도 효능이 있다.

식용 방법

　영양부추는 부추류 중에서 싱싱한 잎을 날것으로 먹을 수
있는 것 중 하나이다.

　참고로 싱싱한 날것을 생식할 수 있는 부추류는 실부추, 두
메부추, 삼채 등이 있는데 셋 다 비슷한 향미와 미각을 가지
고 있다.

영양부추의 효능은 자세하게 연구되지 않았지만 맛과 향미가 비슷한 것으로 보아 두메부추는 물론 삼채와 비슷한 효능이 있을 것으로 추정된다.

영양부추는 샐러드, 육류 요리의 쌈채소, 겉절이로 식용할 수 있고, 부추 비빔밥의 좋은 재료이다. 된장국에 넣어도 맛

실부추 수프 재료(2~3인분)	
실부추	100g
양배추 잎 1~3장	50g
양파 작은 것 1개	100g
생강 1쪽	5g
물 또는 육수	1컵
전분	10~20g
버터 또는 카놀라유	2작은술
휘핑크림	1/2컵
소금	적량
후추	적량
샐러리 줄기 1줄	옵션

실부추 죽 재료(2~3인분)	
실부추	100g
양배추 잎 1~3장	50g
양파 작은 것 1개	100g
청양고추	1개
마늘 2쪽	10g
밥 1공기	220g
물	1컵
소금	적량
후추	적량
참기름	적량

있다.

실부추 수프의 맛

약간의 부추 향미가 나지만 부드럽고 온화하다. 수프에 후추를 뿌린 뒤 섭취하면 맛나다.

레시피 포인트

실부추는 섬유질이 질기므로 믹서로 잘 분쇄되지 않는다. 믹서로 분쇄할 때 1분 이상 분쇄한다.

실부추 수프 레시피

 1. 프라이팬에 버터를 녹인 뒤 생강(마늘)을 볶다가 양파, 양배추, 실부추 순서대로 넣어 타지 않게 살짝 볶는다. (죽을 만들 때는 재료를 볶지 않는다.)

 2. 살짝 볶은 것에 물이나 육수를 넣고 재료가 완전히 익을 때까지 끓인다.

 3. 앞에서 데친 재료를 한꺼번에 넣고 믹서나 핸드그라인더로 1분 이상 분쇄한다.
(죽으로 조리할 때는 밥 1공기를 준비한다.)

 4. 갈아낸 재료 전부를 냄비에 넣은 뒤 끓여 준다. 물에 탄 전분과 휘핑크림을 넣으면서 원하는 농도로 만든 뒤, 소금으로 살짝 간을 한다. (죽으로 조리할 때는 전분과 휘핑크림 대신 밥과 참기름을 넣은 뒤 끓인다.)

 5. 수프가 걸쭉하면 물을 보충하면서 농도를 조절한다. 끓여낸 수프를 그릇에 담아낸 후 파슬리 가루와 후추를 뿌린다.

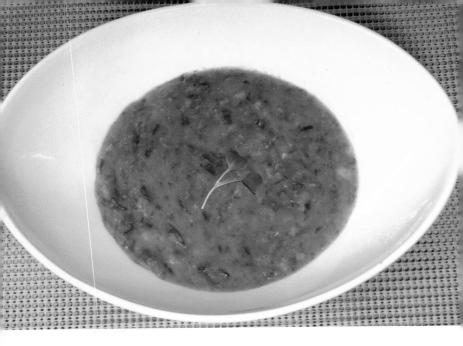

당뇨에 좋은
부추(정구지) 수프

백합과 여러해살이풀 *Allium tuberosum* 50cm

실부추(영양부추)는 나오는 철이 있으므로 실부추가 출하되지 않는 철에는 부추로 수프를 만드는 것도 좋은 방법이다.

우리나라와 한국, 중국, 일본에 분포하는 부추의 원산지는 중국 남부 지방이다. 잎은 실부추와 달리 납작한 형태이고 육질은 얇다. 꽃은 7~8월에 긴 꽃대가 올라온 뒤 그 끝에 우산 모양화서로 자잘한 꽃들이 둥글게 모여 달린다.

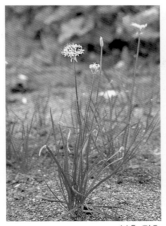

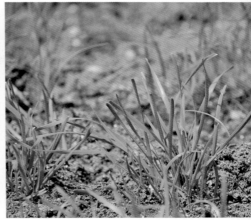

부추 전초 부추 잎

부추의 효능

부추에는 Dimethyl-disulfide, 사포닌 등이 함유되어 해
독·혈뇨·지혈에 효능이 있을 뿐만 아니라 당뇨·이질·어
혈·치질·대하·타박상에도 효능이 있으며, 또한 간과 신장

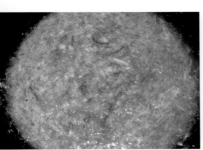

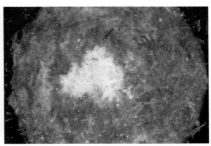

부추 수프 조리 예제

을 보한다.

부추를 이용한 수프
조리 방법은 앞의 실부
추 조리 방법과 같다.

레시피 포인트

부추는 섬유질이 매
우 질기므로 믹서로 잘
분쇄되지 않는다. 믹서
로 분쇄할 때 1분 이상
분쇄한다

부추 스프 재료(2~3인분)	
부추	100g
양배추 잎 1~3장	50g
양파 작은 것 1개	100g
생강 1쪽	5g
물 또는 육수	1컵
전분	10~20g
버터 또는 카놀라유	2작은술
휘핑크림	1/2컵
소금	적량
후추	적량
샐러리 줄기 1줄	옵션

부추 죽 재료(2~3인분)	
부추	100g
양배추 잎 1~3장	50g
양파 작은 것 1개	100g
청양고추	1개
마늘 2쪽	10g
밥 1공기	220g
물	1컵
소금	적량
후추	적량
참기름	적량

부추 수프 레시피

 1. 프라이팬에 버터를 녹인 뒤 생강(마늘)을 볶다가 양파, 양배추, 부추를 순서대로 넣어 타지 않게 살짝 볶는다. (죽을 만들 때는 재료를 볶지 않는다.)

 2. 살짝 볶은 것에 물이나 육수를 넣고 재료가 완전히 익을 때까지 끓인다.

 3. 앞에서 데친 재료를 한꺼번에 넣고 믹서나 핸드그라인더로 1분 이상 분쇄한다.
(죽으로 조리할 때는 밥 1공기를 준비한다.)

 4. 갈아낸 재료 전부를 냄비에 넣은 뒤 끓여 준다. 물에 탄 전분과 휘핑크림을 넣으면서 원하는 농도로 만든 뒤, 소금으로 살짝 간을 한다. (죽으로 조리할 때는 전분과 휘핑크림 대신 밥과 참기름을 넣은 뒤 끓인다.)

 5. 수프가 걸쭉하면 물을 보충하면서 농도를 조절한다. 끓여낸 수프를 그릇에 담아낸 후 파슬리 가루와 후추를 뿌린다.

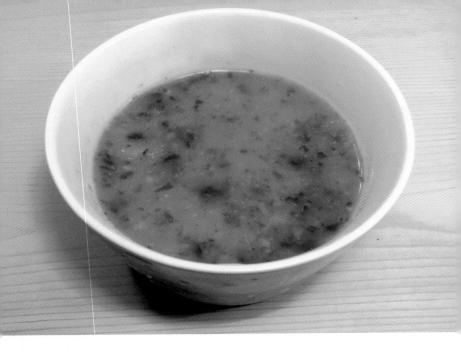

혈액 순환에 좋은
참나물(파드득나물) 수프

산형과 여러해살이풀 *Pimpinella brachycarpa* 1m

　시장에서 판매하는 참나물은 참나물의 개량종이거나 파드
득나물이므로 참나물이나 파드득나물을 같은 나물이라고 생
각하고 준비한다.

　깊은 산에서 독자생존하는 참나물은 높이 1m 내외로 자라
는 산나물이다. 참나물은 개체수가 희소하기 때문에 보이는
족족 산꾼들이 캐 간다. 파드득나물 또한 높이 1m 내외로 자

라고 외형은 참나물
과 비슷하다.

참나물의 꽃은
6~8월에 줄기나 가
지 끝에서 피고 파
드득나물의 꽃은 같
은 시기에 잎겨드랑
이나 줄기 끝에서
핀다.

참나물의 잎은 3
개씩 달리는 3출엽
이고 하단 잎은 잎
자루가 길고 줄기
상단 잎은 잎자루가

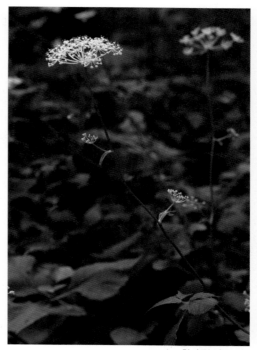

참나물 전초

짧다. 작은 잎은 달걀 모양이고 가장자리에 톱니가 있다.

파드득의 잎은 참나물과 비슷하지만 소엽에 날개가 있고
톱니 모양이 조금 다르다.

참나물의 효능

파드득나물은 해독, 기
침, 가래, 해수, 혈액 순
환, 소염, 치통, 임병에 효

채취한 참나물

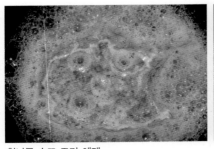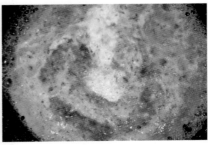

참나물 수프 조리 예제

능이 있다.

참나물의 효능은 거풍, 이질, 설사, 빈혈에 효능이 있고 치매를 예방한다.

식용 방법

참나물과 파드득나물의 야들야들한 잎은 샐러드, 고추장 무침으로 먹을 수 있지만 보통은 나물로 무쳐 먹거나 물김치에 넣는다.

참나물 수프의 맛

단백하고 온화하다. 후추를 뿌린 뒤 섭취한다.

레시피 포인트

참나물 또한 섬유질이 질기므로 믹서로 잘 분쇄되지 않는다. 믹서로 분쇄할 때 1분 이상 분쇄해 준다. 조리 양을 늘리려면 전분 대신 감자 100g을 넣는다.

참나물 수프 재료(2~3인분)	
참나물(파드득나물)	100g
양배추 잎 1~3장	50g
양파 작은 것 1개	100g
고추 1개	5g
생강 1쪽	5g
물 또는 육수	1컵
전분	10~20g
버터 또는 카놀라유	2작은술
휘핑크림	1/2~1컵
소금	적량
후추	적량
샐러리 줄기 1줄	옵션

참나물 죽 재료(2~3인분)	
참나물(파드득나물)	100g
양배추 잎 3~5장	100g
양파 작은 것 1개	100g
청양고추	1개
마늘 2쪽	10g
밥 1공기	220g
물	1컵
소금	적량
후추	적량
참기름	적량

참나물(파드득나물) 수프 레시피

맛 ★★★★
효능 ★★★

 1. 프라이팬에 버터를 녹인 뒤 생강(마늘)을 볶다가 양파, 양배추를 순서대로 넣으면서 타지 않게 살짝 볶는다. (죽을 만들 때는 재료를 볶지 않는다.)

 2. 살짝 볶은 것에 물이나 육수를 넣고 재료가 완전히 익을 때까지 끓인다.

 3. 앞에서 데친 재료를 한꺼번에 넣고 믹서나 핸드그라인더로 분쇄한다. 참나물은 별도로 1분 이상 갈아서 준비한다. (죽으로 조리할 때는 밥 1공기를 준비한다.)

 4. 갈아낸 재료 전부를 냄비에 넣은 뒤 끓여 준다. 휘핑크림을 넣어 원하는 농도로 만든 뒤, 소금으로 살짝 간을 해 준다. (죽으로 조리할 때는 휘핑크림 대신 밥과 참기름을 넣은 뒤 끓인다.)

 5. 수프가 걸쭉하면 물을 보충하면서 농도를 조절한다. 끓여낸 수프를 그릇에 담아낸 후 파슬리 가루와 후추를 뿌린다.

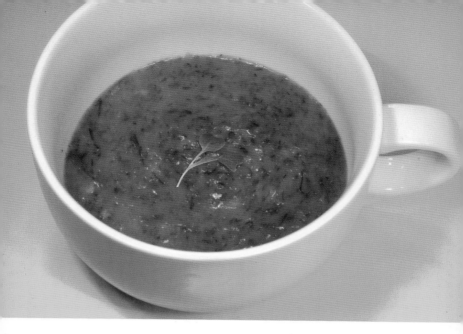

골다공증과 비만에 좋은
세발나물(갯개미자리) 수프

석죽과 한/두해살이풀 *Spergularia marina* 35cm

1753년 칼 린네에 의해 최초로 학명을 받은 갯개미자리는 전 세계의 바닷가 염습지, 해변가에서 자생하는 석죽과 식물이다. 유사종으로는 '개미자리'와 '큰개미자리'가 있다.

갯개미자리는 바닷가의 염습지, 하구, 갯바위 틈에서 자란다. 원줄기는 높이 35cm로 자라고 밑에서 여러 갈래로 갈라진다. 잎은 반원주형의 선 모양이며 마주나기하고 길이

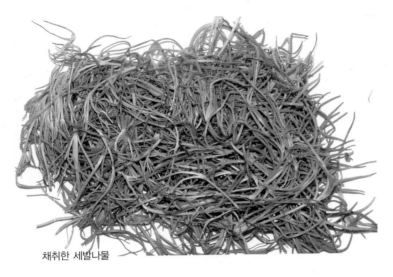

채취한 세발나물

1.5~3cm이며 털은 없다.

5~8월에 피는 꽃은 원줄기 상단의 잎겨드랑이에 달리고 꽃의 모양은 개미자리 꽃과 비슷하다. 꽃의 크기는 5mm 정도이고 꽃잎은 5개, 꽃받침조각도 5개, 수술은 5개, 암술머리는 3개이다. 열매는 달걀 모양이고 길이 5~6mm, 3개로 갈라진다.

가식 부위는 꽃이 피기 전 줄기와 잎으로 보통 밑둥에서 잘라낸 뒤 시장에 출하한다.

정명은 '갯개미자리'이지만 시장에서는 흔히 '세발나물'로 불린다.

세발나물의 효능

식물체에 영양가 있는 아미노산, 비타민, 미네랄, 섬유질,

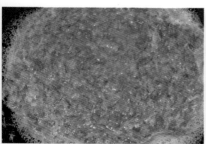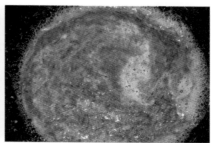

세발나물 수프 조리 예제

콜라겐이 함유되어 있다. 항암, 골다공증, 비만 예방에 효능
이 있다.

식용 방법
나물로 무쳐 먹는다.

세발나물 수프의 맛
특별한 향미가 없고 전
반적으로 무난한 맛이다.
후추를 뿌린 뒤 섭취한
다. 다진 샐러리 줄기를
넣으면 향미가 보강된다.

세발나물 수프 재료(2~3인분)	
세발나물	80g
양배추 잎 3~5장	100g
양파 작은 것 1개	100g
생강 1쪽	5g
물 또는 육수	1컵
전분	10~20g
버터 또는 카놀라유	2작은술
휘핑크림	1/2컵
소금	적량
후추	적량
샐러리 줄기 1줄	옵션

레시피 포인트
세발나물 역시 섬유질이 질기므로 믹서로 잘 분쇄되지 않

는다. 믹서로 분쇄할 때 1분 이상 분쇄해 준다.

세발나물 죽 재료(2~3인분)	
세발나물	80g
양배추 잎 1~3장	50g
양파 작은 것 1개	100g
청양고추	1개
마늘 2쪽	10g
밥 1공기	220g
물	1컵
소금	적량
후추	적량
참기름	적량

세발나물 수프 레시피

맛 ★★★
효능 ★★★

 1. 프라이팬에 버터를 녹인 뒤 생강(마늘)을 볶다가 양파, 양배추를 순서대로 넣어 타지 않게 살짝 볶는다. (죽을 만들 때는 재료를 볶지 않는다.)

 2. 살짝 볶은 것에 물이나 육수를 넣고 재료가 완전히 익을 때까지 끓인다.

 3. 앞에서 데친 재료를 한꺼번에 넣고 믹서나 핸드그라인더로 분쇄한다. 세발나물은 별도로 1분 이상 믹서로 분쇄한다.
(죽으로 조리할 때는 밥 1공기를 준비한다.)

 4. 갈아낸 재료 전부를 냄비에 넣은 뒤 끓여 준다. 휘핑크림을 넣으면서 원하는 농도로 만든 뒤, 소금으로 살짝 간을 해 준다. (죽으로 조리할 때는 휘핑크림 대신 밥과 참기름을 넣은 뒤 끓인다.)

 5. 수프가 걸쭉하면 물을 보충하면서 농도를 조절한다. 끓여낸 수프를 그릇에 담아낸 후 파슬리가루와 후추를 뿌린다.

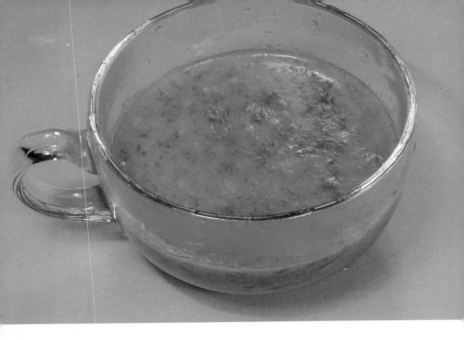

간염에 좋은
돌나물(돈나물) 수프

돌나물과 여러해살이풀 *Sedum sarmentosum* 10~15cm

'돈나물' 이라고도 불리는 돌나물의 자생지는 우리나라와 중국, 태국이다. 산지의 들판과 양지바른 풀밭, 바위 틈, 밭둑, 무덤, 농가의 담장 옆에서 자생하는 돌나물은 높이 15cm로 자라고 잎은 3개씩 돌려난다. 잎은 긴 타원형~거꿀피침형이고 잎자루가 없으며 두툼한 다육질이고 윤채가 있다. 5~6월에 피는 꽃은 취산화서로 여러 개의 꽃이 달리고 황록

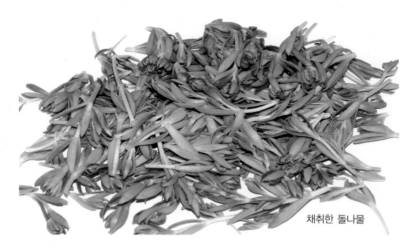

채취한 돌나물

색이며 지름 6~10mm, 수술 10개이다.

지면을 기는 습성이 있는 돌나물은 지면에 닿은 줄기마다 뿌리를 내리기 때문에 번식력이 왕성하다.

돌나물은 축축한 땅이면 어디서나 볼 수 있기 때문에 쉽게 채취할 수 있는 나물이다. 돌나물을 식용 및 약용하려면 가급적 공해가 없는 지역에서 채취한 것이 좋다.

돌나물의 효능

간염, 고열, 종기, 해독, 인후통, 화상에 효능이 있다.

뱀이나 벌레에 물렸을 때는 돌나물의 꽃

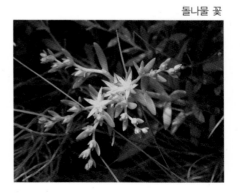

돌나물 꽃

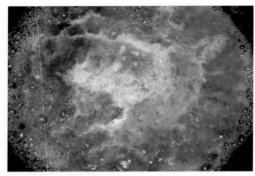
돌나물 수프 조리 예제

을 찧어 바른다.

식용 방법
초고추장에 무쳐 먹거나 돌나물 김치를 만든다.

돌나물 수프의 맛

돌나물 특유의 향미가 있다. 후추를 뿌린 뒤 섭취한다. 맛을 보강하려면 샐러리 줄기 1~2개를 다져서 넣는다.

돌나물 수프 재료(2~3인분)	
돌나물	80g
양배추 잎 1~3장	50g
양파 작은 것 1개	100g
감자 1/2개	100g
생강 1쪽	5g
물 또는 육수	1컵
버터 또는 카놀라유	2작은술
휘핑크림	1/2~1컵
소금	적량
후추	적량
샐러리 줄기 1~2줄	옵션

돌나물 죽 재료(2~3인분)	
돌나물	80g
양배추 잎 3~5장	100g
양파 작은 것 1개	100g
청양고추	1개
마늘 2쪽	10g
밥 1공기	220g
물	1컵
소금	적량
후추	적량
참기름	적량

레시피 포인트

돌나물 특유의 향미를 제거하기 위해 전분 대신 감자나 당근을 넣는다. 돌나물 역시 섬유질이 질기므로 믹서로 분쇄할 때 1분 이상 분쇄해 준다.

돌나물 수프 레시피

맛 ★★★
효능 ★★★

---

 1. 프라이팬에 버터를 녹인 뒤 생강(마늘)을 볶다가 감자, 양파, 양배추, 돌나물을 순서대로 넣으면서 타지 않게 살짝 볶는다. (죽을 만들 때는 재료를 볶지 않는다.)

 2. 살짝 볶은 것에 물이나 육수를 넣고 재료가 완전히 익을 때까지 끓인다.

 3. 앞에서 데친 재료를 한꺼번에 넣고 믹서나 핸드그라인더로 1분 이상 분쇄한다.
(죽으로 조리할 때는 밥 1공기를 준비한다.)

 4. 갈아낸 재료 전부를 냄비에 넣은 뒤 끓여준다. 휘핑크림을 넣어 원하는 농도로 만든 뒤, 소금으로 살짝 간을 한다. (죽으로 조리할 때는 휘핑크림 대신 밥과 참기름을 넣은 뒤 끓인다.)

 5. 수프가 걸쭉하면 물을 보충하면서 농도를 조절한다. 끓여낸 수프를 그릇에 담아낸 후 파슬리 가루와 후추를 뿌린다.

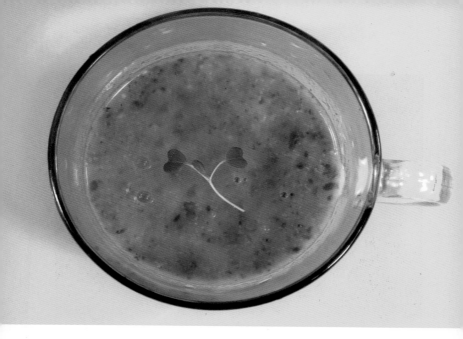

간염과 해열에 좋은
민들레 수프

국화과 여러해살이풀 *Taraxacum platycarpum* 30cm

　민들레는 농촌의 묘지 부근에서 토종 민들레를 포함해 산에서 볼 수 있는 '산민들레', 도시 공원에서 볼 수 있는 '서양민들레'를 같은 나물로 취급한다.

　민들레는 농촌의 양지바른 풀밭에서 흔히 볼 수 있는 우리나라 민들레를 말한다. 뿌리에서 올라온 잎은 방석처럼 퍼지고 높이 30cm의 꽃대가 올라온 뒤 노란색 꽃을 피운다. 잎은

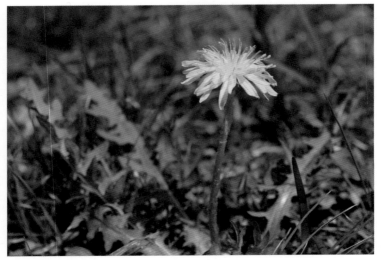

민들레

도피침상 선형이며 길이 6~15cm, 가장자리는 무우 잎처럼 갈라지고 털이 있다. 4~5월에 피는 꽃은 꽃대에 1개의 꽃이 달리고 일반적으로 노란색이지만 흰색 꽃이 피는 품종은 '흰 민들레'라고 부른다. 한 달 뒤 꽃이 시들면 씨앗에 털 같은 날개가 돋아나면서 공 모양으로 열매를 이룬다.

채취한 민들레 잎

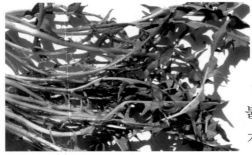

　토종 민들레는 꽃잎 뒤에 총포가 붙어 있고 총포에 돌기가 없는 반면, 산

민들레는 총포에 돌기가 있고, 서양민들레는 총포가 꽃 뒷면에 붙어 있지 않고 말려 있으므로 이런 점으로 구별할 수 있다.

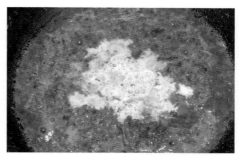

민들레 수프 조리 예제

민들레의 효능

뿌리를 포함한 전초를 포공영(浦公英)이라는 약재로 사용한다. 기침, 해열, 간염, 변비, 소염에 효능이 있고 위장을 보한다.

식용 방법

뿌리를 포함한 전초 혹은 잎을 나물로 무쳐 먹는다.

민들레 수프의 맛

민들레 특유의 쌉싸름한 맛이 있다. 후추를 뿌리고 섭취한다.

레시피 포인트

민들레는 섬유질이 질기므로 믹서로 분쇄할 때 1분 이상 분

민들레 수프 재료(2~3인분)	
민들레	80g
양배추 잎 1~3장	50g
양파 작은 것 1개	100g
감자 1/2개	100g
생강 1쪽	5g
물 또는 육수	1컵
버터 또는 카놀라유	1큰술
휘핑크림	1/2~1컵
소금	적량
후추	적량

민들레 죽 재료(2~3인분)	
민들레	80g
양배추 잎 1~3장	50g
양파 작은 것 1개	100g
청양고추	1개
마늘 2쪽	10g
밥 1공기	220g
물	1컵
소금	적량
후추	적량
참기름	적량

쇄해 준다.

씁싸름한 맛을 중화하기 위해 전분 대신 감자나 당근을 사용한다.

민들레 수프 레시피

맛 ★★★★☆
효능 ★★★

 1. 프라이팬에 버터를 녹인 뒤 생강(마늘)을 볶다가 양파, 양배추를 순서대로 넣으면서 타지 않게 살짝 볶는다. (죽을 만들 때는 재료를 볶지 않는다.)

 2. 살짝 볶은 것에 물이나 육수를 넣고 재료가 완전히 익을 때까지 끓인다.

 3. 앞에서 데친 재료를 한꺼번에 넣고 믹서나 핸드그라인더로 분쇄한다. 깨끗이 세척한 민들레 잎도 믹서기로 1분 동안 분쇄한다.
(죽으로 조리할 때는 밥 1공기를 준비한다.)

 4. 갈아낸 재료 전부를 냄비에 넣은 뒤 끓여 준다. 휘핑크림을 넣어 원하는 농도로 만든 뒤, 소금으로 살짝 간을 해 준다. (죽으로 조리할 때는 휘핑크림 대신 밥과 참기름을 넣은 뒤 끓인다.)

 5. 수프가 걸쭉하면 물을 보충하면서 농도를 조절한다. 끓여낸 수프를 그릇에 담아낸 후 파슬리 가루와 후추를 뿌린다.

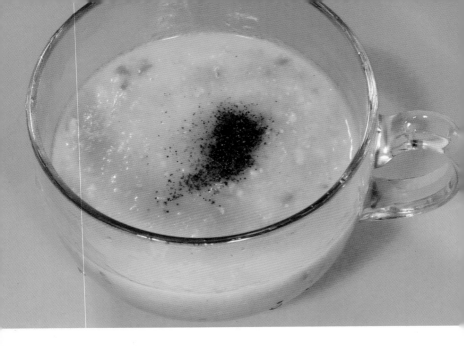

깔끔하게 맛있는
콩나물 수프

콩과 한해살이풀 *Glycine max* 60cm

   콩나물은 특별한 종자가 있는 것이 아니라 '대두'라고 불리는 노란색 콩(일반적으로 말하는 된장용 콩)을 수경 재배하여 얻은 콩의 싹이다.

   먼저 발아율을 높이기 위해 수확 후 6~8개월 이내의 대두 종자를 준비한다.

   종자에서 부실한 종자들을 솎아낸 후 콩나물 재배 용기에

넣은 뒤 20도 내외의
미지근한 물을 충분히
붓고 빛을 차단하기
위해 검은 천이나 뚜
껑을 덮는다.

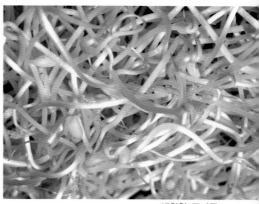

채취한 콩나물

그 후 매 4~5시간마
다 20도 내외의 물을
샤워기로 축축하게 뿌
려 주면 일 주일 뒤 대
두의 싹이 올라온다. 대략 손가락 두 마디 길이로 싹이 올라
오면 수확한 후 식용한다.

만일 뚜껑을 닫지 않으면 파란색 콩나물이 수확되므로 반
드시 뚜껑으로 빛을 차단해야 한다.

영어로 'Soybean'이라고 불리는 대두의 원산지는 중국,
만주, 미국 등이다. 콩 품종 가운데 세계적으로 가장 많이 소
비되는 대두는 콩기름, 두유, 된장, 간장, 두부, 대안 분유,
대안 육류, 콩 통조림, 발효주, 콩 가루의 재료이자 서양식 콩
요리의 주재료, 가축의 매우 중요한 사료이다.

콩나물의 효능

대두 100g당 열량은 446kcal(콩나물은 훨씬 낮다), 탄수화
물 30g(콩나물 21g), 당분 7g, 식이섬유 9.3g(콩나물 1g), 지

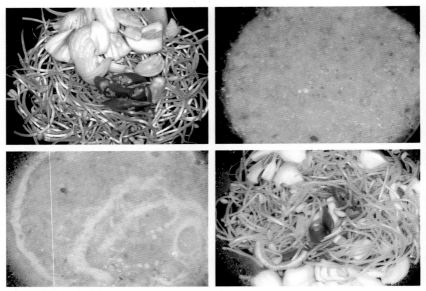

콩나물 수프 조리 예제

방 20g(콩나물 1g), 오메가 3, 오메가 -6, 단백질 36g(콩나물 4g), 트립토판, 이소류신, 라이신, 메티오닌, 아스파라긴산, 글루탐산, 비타민 A, B1, B2, B3, B5, B6, B9, B12, C, E, K, 칼슘, 구리, 철분, 마그네슘, 망간, 인, 칼륨, 아연이 함유되어 가히 영양의 보고라고 할 수 있다.

대두는 지방과 단백질 함량이 높지만 콩나물로 섭취하면 대두의 10% 수준으로 지방과 단백질 함량이 떨어진다. 그 외에 미네랄, 비타민 성분은 대두에 비해 50% 정도 줄어든다.

대두는 유방암과 심장병 예방에 효능이 있고 콩나물은 숙취 해소, 감기, 피로 회복에 효능이 있다.

식용 방법

콩나물은 콩나물 국, 콩나물 무침으로 먹을 뿐만 아니라 생
선 찌개의 중요 재료이다. 콩나물의 숙취 해소 성분인 아스파

콩나물 수프 재료(2~3인분)	
콩나물	100g
양배추 잎 1~3장	50g
양파 작은 것 1개	100g
청양고추	1개
마늘 2쪽	10g
물 또는 육수	1컵
전분	10~20g
버터 또는 카놀라유	2작은술
휘핑크림	1/2~1컵
소금	적량
후추	적량

콩나물 죽 재료(2~3인분)	
콩나물	100g
양배추 잎 1~3장	50g
양파 작은 것 1개	100g
청양고추	1개
마늘 2쪽	10g
밥 1공기	220g
물	1컵
소금	적량
후추	적량
참기름	적량

라긴산으로 숙취 해소 음료를 만든다.

콩나물 수프의 맛

콩나물 특유의 상큼한 향미와 아삭한 맛, 개운하고 맛깔스럽다. 매우 맛있는 수프 중 하나이다. 후추를 뿌려서 먹으면 더 맛나다.

레시피 포인트

콩나물은 섬유질이 질기므로 믹서로 잘 분쇄되지 않는다. 믹서로 분쇄할 때 1분 이상 분쇄해 준다. 상큼한 맛을 내기 위해 감자 대신 전분을 사용한다.

생강의 강한 향미는 콩나물의 상큼함을 제어하므로 생강 대신 마늘을 사용한다.

콩나물 수프 레시피

맛 ★★★★★
효능 ★★★☆

 1. 프라이팬에 버터를 녹인 뒤 생강(마늘)을 볶다가 양파, 콩나물을 순서대로 넣으면서 타지 않게 살짝 볶는다. (죽을 만들 때는 재료를 볶지 않는다.)

 2. 살짝 볶은 것에 물이나 육수를 넣고 재료가 완전히 익을 때까지 끓인다.

 3. 앞에서 데친 재료를 한꺼번에 넣고 믹서나 핸드그라인더로 1분 이상 분쇄한다.
(죽으로 조리할 때는 밥 1공기를 준비한다.)

 4. 갈아낸 재료 전부를 냄비에 넣은 뒤 끓여 준다. 물에 탄 전분과 휘핑크림을 넣으면서 원하는 농도로 만든 뒤, 소금으로 살짝 간을 한다. (죽으로 조리할 때는 전분과 휘핑크림 대신 밥과 참기름을 넣은 뒤 끓인다.)

 5. 수프가 걸쭉하면 물을 보충하면서 농도를 조절한다. 끓여낸 수프를 그릇에 담아낸 후 파슬리 가루와 후추를 뿌린다.

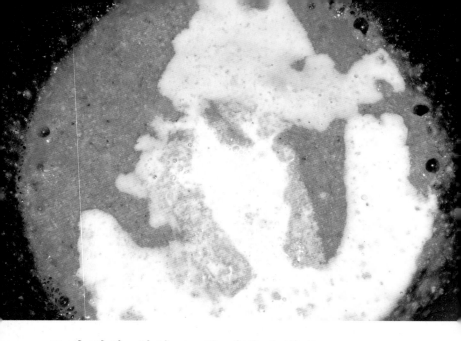

동맥 경화, 항암, 노화 예방에 좋은
표고버섯 수프

솔밭버섯과 담자균류 *Lentinula edodes* 5~10cm

솔밭버섯과의 표고버섯은 동아시아~동남아시아가 원산이고 정명은 '표고'이다. 주로 봄·가을에 밤나무, 참나무(떡갈나무), 단풍나무, 너도밤나무, 서어나무, 메밀잣밤나무, 뽕나무의 썩은 둥지에서 단독 또는 군생하여 발생한다. 표고버섯은 남송 시대의 문헌에 재배 기록이 남아 있는 것으로 보아 최소한 13세기 이전부터 재배한 것으로 추정되며 중국에서는

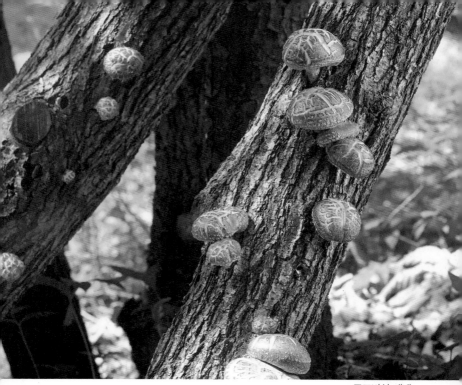

표고버섯 재배

약용 버섯으로 취급하였다.

이웃 일본은 18세기 말에 나온 문헌에 표고버섯 재배에 관

채취한 표고버섯

한 내용이 실려 있다. 지금의 표
고버섯은 세계적으로 인기를
얻어 전 세계에서 흔
히 재배하는 식용
버섯이 되었다.

표고버섯의 대

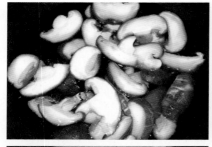
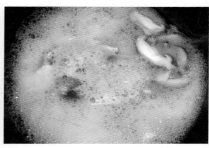
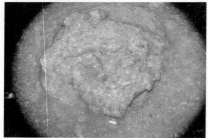

표고 버섯 수프 조리 예제

길이는 5~10cm, 갓의
지름은 4~20cm이다. 갓
은 탄력성이 있지만 단단
하며 반구형으로 편평하
게 자란다. 갓의 표면은
담갈색~흑갈색이며 때
에 따라 표면이 갈라지면서 거북 등 모양으로 변한다.

갓의 밑면 주름살 모양은 빽빽하며 백색이고, 대에 끝붙형
이거나 홈파진 형이고 얼룩이 잘 생긴다. 대는 원통형이고 턱
받이가 있다.

표고 버섯의 효능

표고 버섯 100g당 열량은 34kcal, 탄수화물 6.8g, 당분
2.4g, 식이섬유2.5g, 지방 0.5g, 단백질 2.2g, 비타민 B1,
B2, B3, B5, B6, B9, C, D, 마그네슘, 망간, 인, 칼륨, 아연,

표고버섯 수프 재료(2~3인분)	
표고버섯	50g
양배추 잎 1~3장	50g
양파 작은 것 1개	100g
감자 1/2개	100g
생강 1쪽	5g
물 또는 육수	1컵
버터 또는 카놀라유	2작은술
휘핑크림	1/2컵
소금	적량
후추	적량
샐러리 줄기 1~2개	옵션

표고버섯 죽 재료(2~3인분)	
표고버섯	50g
양배추 잎 3~5장	100g
양파 작은 것 1개	100g
청양고추	1개
마늘 2쪽	10g
밥 1공기	220g
물	1컵
소금	적량
후추	적량
참기름	적량

셀레늄이 함유되어 있는데 특히 비타민 B군이 하루 섭취량의 30%가 함유되어 있다.

표고버섯의 약성으로는 항암(위암), 항산화, 당뇨, 동맥 경화, 항균에 효능이 있다.

표고버섯에는 면역력을 증가시키는 성분이 있기 때문에 최근엔 결핵, AIDS 치료제로서의 연구도 진행중이다.

식용 방법

우리나라에서는 된장국은 물론 각종 찌게에 넣거나 볶음 요리에 넣어 먹는다. 외국에서는 각종 볶음 요리, 파스타 요리, 스튜에 넣어 먹는다.

표고버섯 수프의 맛

표고버섯 수프에는 표고버섯 특유의 향미가 있다. 후추를 뿌린 뒤 섭취한다. 샐러리 1~2개를 다져서 추가하면 향미가 좋아진다.

레시피 포인트

표고버섯은 과다 섭취할 경우 알레르기가 발생할 수 있으므로 소량을 넣는 것이 좋다.

또한 표고버섯 역시 섬유질이 질기므로 믹서로 1분 이상 분쇄해 준다. 분쇄한 표고버섯 알갱이는 충분히 익히지 않을 경우 딱딱하게 씹히므로 충분히 익히는 것이 좋다.

표고버섯 수프 레시피

맛 ★★★
효능 ★★★

1. 프라이팬에 버터를 녹인 뒤 생강(마늘)을 볶다가 감자, 양파, 양배추, 표고버섯을 순서대로 넣으면서 타지 않게 살짝 볶는다.
(죽을 만들 때는 재료를 볶지 않는다.)

2. 살짝 볶은 것에 물이나 육수를 넣고 재료가 완전히 익을 때까지 끓인다.

3. 앞에서 데친 재료를 한꺼번에 넣고 믹서나 핸드그라인더로 1분 이상 분쇄한다.
(죽으로 조리할 때는 밥 1공기를 준비한다.)

4. 갈아낸 재료 전부를 냄비에 넣은 뒤 끓여 준다. 휘핑크림을 넣으면서 원하는 농도로 만든 뒤, 소금으로 살짝 간을 한다. (죽으로 조리할 때는 휘핑크림 대신 밥과 참기름을 넣은 뒤 끓인다.)

5. 수프가 걸쭉하면 물을 보충하면서 농도를 조절한다. 끓여낸 수프를 그릇에 담아낸 후 파슬리가루와 후추를 뿌린다.

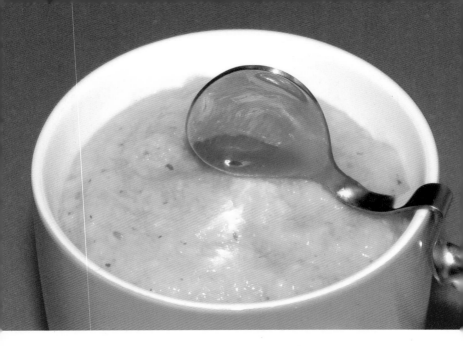

노화 예방, 혈액 순환에 좋은
새송이버섯(큰느타리버섯) 수프

느타리과 담자균류 *Pleurotus eryngii* 10cm

새송이버섯은 느타리버섯의 일종으로 정명은 '큰느타리'
이다. 자생지는 지중해 일원이고 유럽, 중동, 북아프리카, 러
시아 일대로 귀화하였다. 국내의 경우 개량종을 재배한다.

느타리과 버섯 중에서 가장 큰 종인 새송이버섯은 높이
10cm 내외, 대 굵기는 3~5cm, 갓 지름은 3~6cm, 갓 색상
은 황갈색이다. 대는 육질이 두껍고 튼튼하며 갓은 평평하다

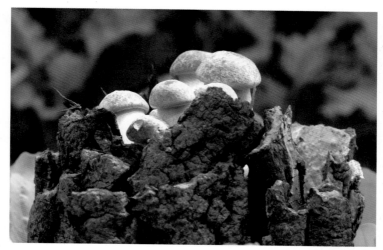

새송이버섯 재배

가 나중에 깔때기 모양이 된다. 시장에 출하되는 새송이버섯은 갓이 피기 전 수확한 버섯이다.

목재 부후균류인 새송이버섯은 주로 부패한 나무나 식물 뿌리에서 기생하므로 재배할 경우에도 톱밥 등으로 비슷한 환경을 만들어 재배한다.

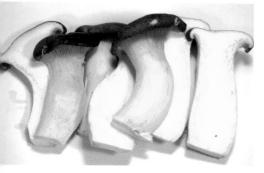

채취한 새송이버섯

새송이버섯을 식용 목적으로 재배하는 국가는 우리나라와 일본, 이탈리아, 호주, 미국, 남아프리카 공화국이 있다.

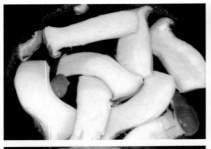
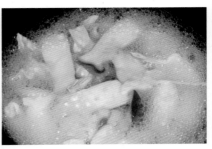
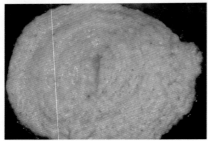

새송이버섯 수프 조리 예제

새송이버섯의 효능

새송이버섯은 탄수화물, 단백질, 비타민, 미네랄, 식이섬유로 구성되어 있다. 새송이버섯에는 에르고티오네인 (Ergothioneine)이라는 항산화 물질을 함유하고 있어서 노화 예방에 효능이 있다.

이 외에도 콜레스테롤을 제거하여 혈액 순환에 도움을 주는 성분뿐 아니라 인슐린 조절 성분, 빈혈 예방, 항균 성분이 함유되어 있다.

식용 방법

새송이버섯은 일반적으로 된장국에 넣거나 기름으로 볶아 먹거나 삼겹살 같은 육류 요리를 할 때 구워 먹는다.

고기를 재울 때 야채처럼 첨가할 수 있다. 또한 각종 찌개 요리에 채소 대용으로 넣을 수 있다.

이탈리아에서는 새송이버섯을 'Cardoncello'라고 부르며 각종 요리에서 사용한다.

새송이버섯 수프 재료(2~3인분)	
새송이버섯	80g
양배추 잎 1~3장	50g
양파 작은 것 1개	100g
감자 1/2개	100g
생강 1쪽	5g
물 또는 육수	1컵
버터 또는 카놀라유	2작은술
휘핑크림	1/2~1컵
소금	적량
후추	적량
샐러리 줄기 1~2개	옵션

새송이버섯 죽 재료(2~3인분)	
새송이버섯	80g
양배추 잎 1~3장	50g
양파 작은 것 1개	100g
청양고추	1개
마늘 2쪽	10g
밥 1공기	220g
물	1컵
소금	적량
후추	적량
참기름	적량

새송이버섯 수프의 맛

특별한 향기가 없고 평범한 맛이다. 후추를 뿌린 뒤 먹으면 나름 먹을 만하다. 샐러리 줄기 1~2개를 다져서 넣으면 향미가 한층 보강된다.

레시피 포인트

새송이버섯은 섬유질이 질겨서 믹서로 잘 분쇄되지 않으므로 믹서로 분쇄할 때 1분 이상 분쇄해 준다.

새송이버섯 수프 레시피

맛 ★★★
효능 ★★★★

 1. 프라이팬에 버터를 녹인 뒤 생강(마늘)을 볶다가 양파, 양배추, 새송이버섯을 순서대로 넣어 타지 않게 살짝 볶는다. (죽을 만들 때는 재료를 볶지 않는다.)

 2. 살짝 볶은 것에 물이나 육수를 넣고 재료가 완전히 익을 때까지 끓인다.

 3. 앞에서 데친 재료를 한꺼번에 넣고 믹서나 핸드그라인더로 1분 이상 분쇄한다.
(죽으로 조리할 때는 밥 1공기를 준비한다.)

 4. 갈아낸 재료 전부를 냄비에 넣은 뒤 끓여 준다. 휘핑크림을 넣어 원하는 농도로 만든 뒤, 소금으로 살짝 간을 해 준다. (죽으로 조리할 때는 휘핑크림 대신 밥과 참기름을 넣은 뒤 끓인다.)

 5. 수프가 걸쭉하면 물을 보충하면서 농도를 조절한다. 끓여낸 수프를 그릇에 담아낸 후 파슬리 가루와 후추를 뿌린다.

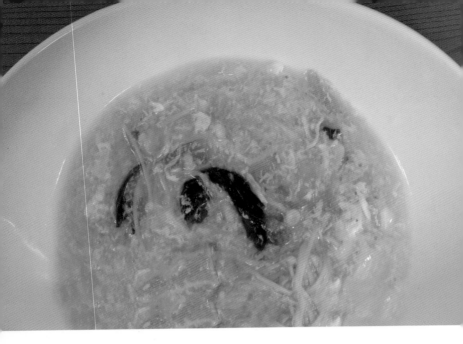

노화 예방과 치매 예방에 좋은
중화풍 게살 수프

꽃게과 갑각류 *Portunus trituberculatus* 15cm

   중화풍 게살 수프는 게살이나 크레미 또는 게맛살과 각종 야채, 그리고 전분과 소금으로 맛을 낸 중화 요리풍 수프이다. 만들기도 쉬울 뿐 아니라 준비하는 재료도 간편하므로 한 번쯤 별미 음식으로 만들어 볼 만하다. 여기서는 가격이 저렴한 게맛살을 이용해 수프를 만들었지만 게살 특유의 향미가 있어 별미 음식으로 부족함이 없다.

꽃게는 동아시아 일대의 수심 20~30m 바다와 백사장에서 자생하는 게의 한 종류로 호주 일대에서 자생하는 'Portunus armatus' 의 유사종이다.

꽃게의 등껍데기인 갑의 크기는 폭 15cm, 길이 7cm 내외이고 다리는 다섯 쌍, 총 10개이다. 이 중에서 앞다리 한 쌍은 '집게발' 이라고 불리면서 집게 기능을 하기 때문에 크고 날카롭다. 나머지 뒷발 네 쌍은 걸을 때 사용하는 다리 기능을 한다.

꽃게는 영어로 'Swimming crab' 이라고 불리는데 다른 게에 비해 헤엄 실력이 탁월하기 때문이다.

울진과 영덕, 북태평양, 북대서양 일원에서 자생하는 대게 (Chionoecetes opilio)는 게살 수프의 좋은 재료이다. 대게

게살 수프 재료

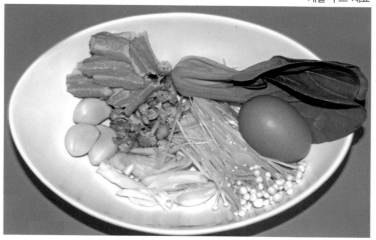

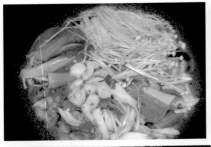
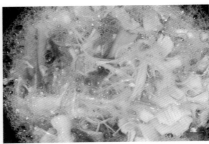
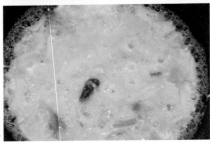

게살 수프 조리 예제

는 꽃게와 달리 수심 70~280m 바다 속에서 자생하지만 최고 2,187m 수심에서도 발견된 적이 있다. 맛은 꽃게에 비해 좋지만 아무래도 게살 수프에 넣기에는 양이 많다고 할 수 있다. 대게는 세계적으로 7종의 유사종이 있지만 모두 같은 대게로 취급한다.

게살 수프는 크레미나 게맛살을 넣어도 충분한 향이 나오지만 진짜 게살을 준비한 경우에는 미리 쪄서 게살만 넣는 것이 좋다.

꽃게의 효능

게살 수프 1컵의 열량은 55kcal, 단백질 10g이 함유되어 있다.

꽃게찜 100g당 열량은 130kcal, 탄수화물 5.5g, 지방 6g, 단백질 13g이 함유되어 있다.

꽃게는 공통적으로 칼륨, 칼슘, 타우린, 오메가3지방산, 키

게살 수프 재료(2~3인분)	
게맛살	3줄
청경채	1포기
브로콜리	100g
팽이버섯	100g
양파 작은 것 1개	100g
마늘 3쪽	15g
물	2~3컵
달걀	1개
소금	적량
후추	적량

게살 죽 재료(2인분)	
게맛살	3줄
청경채	1포기
브로콜리	100g
팽이버섯	100g
양파 작은 것 1개	100g
마늘 3쪽	15g
밥 1공기	220g
물	2~3컵
달걀	1개
소금	적량
후추	적량
참기름	적량

토산, 등이 함유되어 있고 주 효능으로는 치매 예방, 숙취 해소, 당뇨병의 예방, 골다공증에 좋다.

식용 방법

꽃게 찜, 꽃게탕, 된장 찌개 등에 넣어 먹는다.

게살 수프의 맛

게맛살을 사용해도 게살 특유의 향미가 미각을 돋워 준다. 후추를 뿌리지 않아도 상당히 맛있다.

레시피 포인트

다른 수프와 달리 믹서로 재료를 분쇄하지 않는다. 채소로는 브로콜리와 청경채 같은 십자화과 채소를 준비하였다. 브로콜리와 청경채는 풍미도 온화할 뿐 아니라 십자화과 식물들에 함유된 항암 및 노화 예방의 효능이 있다.

게살 수프 레시피

맛 ★★★★★
효능 ★★★

 1. 브로콜리, 청경채, 팽이버섯, 양파를 깨끗이 세척한다. 브로콜리, 양파, 게맛살을 먹기 좋은 크기로 자르고 다진 마늘을 준비한다.

 2. 앞의 재료들을 전부 냄비에 넣은 뒤 물을 넣고 끓인다.

 3. 수프가 끓어오르면 전분을 물에 희석해 알맞은 농도가 되도록 넣어 준다. 알맞은 농도가 되면 계란을 풀어서 넣은 뒤 소금으로 간을 맞춘다. (죽으로 조리하려면 밥 1공기를 믹서로 분쇄한 뒤 넣는다.)

 4. 수프가 걸쭉하면 물을 보충하면서 농도를 조절한다. 끓여낸 수프를 그릇에 담아낸 후 후추를 뿌린다.

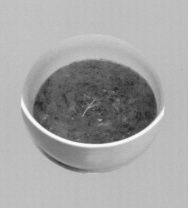

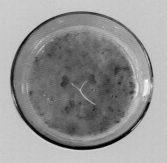

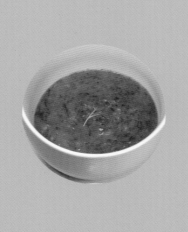